Mayr/Stossier

Die Candida-Diät

Die Candida-Diät

Pilzbelastungen erkennen, behandeln und vorbeugen

Von

Dipl. Diät-Küchenmeister Peter Mayr,
Dr. med. Harald Stossier

unter Mitarbeit von

Dr. med. Robert Schmidthofer

Mit einem Geleitwort von Medizinalrat Dr. Erich Rauch

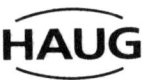

Karl F. Haug Verlag · Heidelberg

Die Deutsche Bibliothek – CIP-Einheitsaufnahme

Mayr, Peter:

Die Candida-Diät / von Peter Mayr; Harald Stossier. Unter Mitarb. von Robert Schmidthofer. Mit einem Geleitw. von Erich Rauch. – Heidelberg: Haug, 1996
  (Ernährung und Diätetik)
  ISBN 3-7760-1562-4
NE: Stossier, Harald:

© 1996 Karl F. Haug Verlag GmbH & Co., Heidelberg

Titel-Nr. 2562 · ISBN 3-7760-1562-4

Umschlaggestaltung: Inside Out, 69118 Heidelberg

Satz: Filmsatz Unger & Sommer GmbH, 69469 Weinheim

Druck und Verarbeitung: Progressdruck GmbH, 67346 Speyer

Inhalt

Einleitung

In den letzten Jahren sahen wir uns immer öfter Patienten mit Pilzbelastungen und diesbezüglichen Problemen gegenüberstehen. Rasch kamen immer mehr Fragen, Unklarheiten, Therapieversager und vor allem eine Reihe von wohlgemeinten Ratschlägen. Insgesamt war es jedoch eine unbefriedigende Situation, da alle Therapieempfehlungen unserem – von der Diagnostik und Therapie nach F. X. *Mayr* geprägten Verständnis – widersprachen, oder zumindest schwer in Einklang zu bringen waren. Manchmal kursiert auch heute noch die Meinung, daß eine *Mayr*-Therapie bei Pilzbelastung fehl am Platze sei. Dies war für uns der Anlaß, die therapeutischen Konzepte auf Praktikabilität zu überprüfen und eigene Vorstellungen zu entwickeln.

Nachdem uns in Peter Mayr ein erfahrener Diplom-Diätküchenmeister zur Seite stand, wurden bald aus diesen Ideen schmackhafte Rezepte, die wir auch völlig uneigennützig selbst erprobten. Erst danach bekamen Patienten, sowohl im stationären Bereich, als auch bei ambulanten Behandlungen, die Diät mit entsprechenden Therapeutika verordnet. Hier war es vor allem Dr. Robert Schmidthofer, der bei der Entwicklung des Behandlungsplanes, ebenso wie bei der Überprüfung der praktischen Umsetzbarkeit des Konzeptes mitarbeitete. Der intensiven Zusammenarbeit mit ihm in allen Bereichen ist es zu verdanken, daß die „Kinderkrankheiten" überstanden sind, und wir heute auf eine jahrelange Erfahrung in der Pilzbehandlung blicken, welches im folgenden wiedergegeben wird. Der Leser merkt auch recht bald, daß grundsätzliche Unterschiede zu anderen Diätempfehlungen bestehen. Dies ergibt sich zwangsläufig deshalb, weil die Prinzipien einer Behandlung nach F. X. *Mayr*, gerade bei der Pilztherapie, enorme Vorteile bringen, die wir heute nicht mehr missen möchten. Gleichzeitig beweist es, daß die von F. X. *Mayr* genannten Grundsätze bei einer ganzheitlichen Behandlung vollständige Gültigkeit haben und leider viel zu wenig Beachtung finden.

In der Folge wurde das hier beschriebene therapeutische Konzept, sowohl bei stationären Behandlungen im Gesundheitszentrum Golfhotel, als auch bei ambulanten Behandlungen durch einige Kollegen – allen voran Dr. Schmidthofer – bei vielen Patienten über einen längeren Zeitraum auf Praktikabilität überprüft und erfolgreich angewandt. Unser Anliegen war es, dieses Buch praxisorientiert zu gestalten. So findet der Leser die für das Verständnis notwendige Erklärung und vor allem viele Rezepte zur Durchführung der Diät. Es war uns auch ein besonderes Anliegen, zu zeigen, daß man auch bei strenger Candida-Diät nicht auf schmackhafte Gerichte mit besonders guter Bekömmlichkeit und Verträglichkeit verzichten muß. Im Ge-

genteil, daß gerade dadurch ein Heilungsprozeß unterstützt wird. Alle Rezepte sind mehrfach erprobt. In der Zusammenstellung wird sowohl auf den Säure-Basen-Haushalt als auch auf die leichte Bekömmlichkeit eingegangen, außerdem werden individuelle Lebensmittelunverträglichkeiten berücksichtigt. Damit eine Diät durchgeführt wird, muß sie mindestens gleich gut schmecken, wie die bisherige Nahrungsauswahl. Gerade auch deshalb war uns wichtig, daß die Speisen zwar einfach, aber schmackhaft sind und die Zusammenstellung den Grundsätzen der Milden Ableitungs-Diät gerecht wird.

Die Betonung der Eßkultur liegt uns am Herzen, da bei aller Bedeutung der Lebensmittel diese eine höhere Wertigkeit für die Gesundheit des Einzelnen hat. Zusätzlich ist gerade diese Eßkultur in der Eigenverantwortlichkeit jedes Einzelnen von uns und somit jederzeit und überall durchführbar.

Die beschriebene Therapie stellt große Anforderungen an diese Eigenverantwortlichkeit und bringt ein hohes Maß an Ordnung in den Tagesablauf. Nachdem gesunde Ernährung auch bedeutet, die Ordnung der Natur in die innere Ordnung des Menschen zu bringen, sind wir überzeugt, daß unser Ansatz hilfreich bei der Bewältigung bei der durch Candida hervorgerufenen inneren Unordnung ist.

Dieses Buch sollte Anregung für Kollegen und Therapeuten sein, ebenso wie ein Nachschlagewerk für den kurenden Patienten. Jedenfalls hoffen wir, Impulse zur Genesung zu geben und – sofern Sie die Rezepte selbst ausführen – wünschen wir gutes Gelingen und guten Appetit bei einer schmackhaften Candida-Diät.

Die Autoren

Geleitwort

Während über die enorme Zunahme der äußeren Pilzerkrankungen, etwa an Haut, Nägeln und Genitale keine Zweifel bestehen, herrschen über Bedeutung und Häufigkeit der inneren Mykosen geteilte Meinungen vor. Die einen vertreten die Ansicht, die inneren Pilzerkrankungen, insbesondere im Verdauungstrakt, wären nur sehr selten anzutreffen. Wie eine Schwalbe noch keinen Sommer macht, so würde der Nachweis von nicht allzu vielen Pilzen im Darm völlig bedeutungslos sein. Aus solchen Befunden schon eine Diagnose zu erstellen, wäre eine Fehlinterpretation, die lediglich einem Modetrend in der Alternativmedizin entspräche. Die anderen betonen, die von ihnen festgestellten inneren Mykosen würden eher alles andere als bloße Modediagnosen darstellen. Es handle sich vielmehr um durchaus ernste Krankheitsbilder, die einer grundlegenden Therapie bedürften.

Im Meinungsstreit medizinischer Auffassungen zwischen der hohen Schule einerseits und der Erfahrungsheilkunde andererseits, hat der Patient besonders bei neuen Erkrankungsformen wohl kaum die Zeit, auf die wissenschaftliche Absegnung seiner Behandlung warten zu können. Für ihn gilt vielmehr das alte „ Wer heilt – hat recht!“

Und tatsächlich zeigt die praktische Erfahrung, daß es eine ganze Fülle von bestimmten, sehr lästigen bis ungemein quälenden Beschwerdebildern gibt, die sich – nach entsprechender Diagnose – sehr oft durch eine gezielte Anti-Pilz-Therapie völlig beseitigen lassen. Das konnte vor allem im letzten Jahrzehnt an einer sehr großen Zahl einschlägiger Fälle im In- und Ausland unter Beweis gestellt werden. Demnach stellt der innere Pilzbefall eine Erkrankungsform des Zivilisationsmenschen in den Industrieländern dieser Zeit dar, der genauso wie der äußere Pilzbefall heute immer häufiger wird. Seine erfolgversprechende Therapie erweist sich allerdings nicht immer als einfach und muß stets gleichzeitig in zwei Richtungen verlaufen:

1. In Richtung Diätetik im Sinne von Dr. F. X. MAYR. Dabei werden durch Entgiftung, Entschlackung, Entsäuerung des Organismus dem Pilz die Lebensbedingungen entzogen, die seine Ausbreitung zuvor gefördert haben.
2. In Richtung Arzneibehandlung. Dabei kommt es auf Beseitigung pilzbedingter Mangelzustände und auf die Anwendung pilzschädigender Mittel an.

In Anbetracht der noch heute vielfach bestehenden Unklarheiten und Unsicherheiten über diese Thematik ist es sehr begrüßenswert, daß die beiden Verfasser sich in diesem Buch mit den praktischen Erfahrungen in Diagnostik, Diätetik und Arzneitherapie bei inneren Mykosen gründlich auseinandersetzen. Sie bauen dabei auf einem breitgefächerten Erfahrungsgut auf, das im Laufe etlicher Jahre in einem großen Gesundheitszentrum an zahlreichen stationär und ambulant behandelten Patienten gewonnen wurde.

Möge dieses Buch vielen suchenden Kollegen die von ihnen erhofften Anregungen vermitteln und möge es einer großen Zahl von Patienten helfen, Klarheit zu gewinnen, die diätetischen und sonstigen Richtlinien gewissenhaft einzuhalten und so ihre Gesundheit wirklich grundlegend zu verbessern.

Maria Wörth – Dellach, im Sommer 1996

Medizinalrat Dr. Erich Rauch

Was bedeutet Pilzinfektion?

Wir leben in keiner sterilen Umwelt. Bakterien, Viren, Parasiten, Pilze und vieles mehr sind Teil einer natürlichen Symbiose. Diese Symbiose ist auch für den Menschen von besonderer Bedeutung. Im Verdauungsapparat etwa unterstützen viele verschiedene Bakterien die Verdauungsvorgänge in einer für uns normalerweise optimalen Form.

Das gesunde Zusammenspiel all dieser Lebewesen — inklusive Mensch — bezeichnen wir als natürlich. Dabei hat jeder seine Aufgaben zu erfüllen und es wird auch peinlich genau auf Aufgabentrennung geachtet. Aus der Sicht des Menschen erfolgt jedoch die Beurteilung, ob uns das betreffende Lebewesen hilft oder schadet. In der Natur ist die Betrachtungsweise etwas anders. Das mikroökologische Gleichgewicht wird von „leben und leben lassen bzw. fressen und gefressen werden" bestimmt. Bakterien, Viren, Parasiten und vor allem Pilze stellen hier keine Ausnahme dar. Für Pilze gilt, daß sie in der Natur die Aufgabe haben, „Absterbendes" zu eliminieren. Eine Aufgabe, die uns vor allem im Zusammenhang mit den beim Menschen auftretenden Erscheinungen besonders interessiert. Es wird aber bereits hier klar, daß Erkrankungen durch Pilze immer Folge von bestimmten „natürlichen Notwendigkeiten" und somit *Symptom, und nicht Ursache einer Erkrankung* sind. Dies bedeutet aber auch, daß wir immer hinterfragen müssen, wodurch das natürliche Gleichgewicht derart gestört wurde, daß Pilze Krankheitscharakter erlangen konnten. Es interessieren uns also nicht nur die Symptome einer Pilzerkrankung bzw. -belastung, sondern auch die Ursachen, die Summe der Belastungen, die der Mensch hat, damit es überhaupt so weit kommen konnte.

Pilzerkrankungen stehen immer in unmittelbarem Zusammenhang mit einer Schwäche bzw. Überlastung des Immunsystems. Ein intaktes Immunsystem, im natürlichen Gleichgewicht befindlich, wird krankmachende Einflüsse, also auch Pilze abwehren. Aufgrund des engen Zusammenhangs von Immunsystem und Verdauungsapparat handelt es sich häufig auch um eine intestinale Mykose (Darmpilz). Für jede (Pilz-)Infektion sind zwei Faktoren maßgeblich:

1. Die Resistenz = Abwehrlage des Wirtsorganismus (= Mensch)
2. Die Pathogenität des Keimes (= Pilz)

Bei entsprechend guter Abwehrlage in einem gesunden Milieu finden Keime keine Möglichkeit, ihre krankmachende Wirkung zu entfalten. Umgekehrt aber — bei Abwehrschwächen — ist es ein leichtes für sie, in den Organismus einzudringen und ihn als „Wirt" zu benutzen. Wir stellen heute immer häufiger fest, daß es einerseits zu einer Zunahme manifester Darmmykosen kommt und andererseits der Gesundheitszustand der Bevölkerung gerade in den letzten Jahren deutlich abgenommen hat.

Diese Tendenz hat mehrere, zum Teil eng miteinander zusammenhängende Ursachen, die in Summe zu einer „Abnahme der immunologischen Ausgangsleistung" (Keymer) und zu zunehmender Fehlleistung des Immunsystems führt.

Im folgenden werden uns also Faktoren, welche unser Immunsystem schwächen, interessieren. In der Vermeidung bzw. Beseitigung dieser Schwächen liegt nämlich der Schlüssel zur Vorbeugung!

Immunschwächende Faktoren

- Schlechte Ernährung, daraus resultierend: *Intestinale Autointoxikation*
- Funktionelle Mineral-, Vitamin-, Spurenelementdefizite
- Schwermetallbelastungen (Amalgam, Blei, Cadmium)
- Umweltnoxen, Umwelttoxine (Pestizide etc.)
- Disstreß
- Emotionale Belastung
- Medikamentöse Therapie durch Antibiotika, Cortison, Pille, Hormone

Bisher achtete man auf Pilzinfektionen in der Intensivmedizin bei offensichtlich immungeschwächten Personen, bei chronisch konsumierenden Erkrankungen und dergleichen, weil diese als systemische Infektion (bedeutet den gesamten Organismus betreffend) den Heilungsverlauf verzögern bzw. behindern. Andererseits werden der Haut- oder Vaginalpilz als lokale Erkrankung gesehen und behandelt und deren Bedeutung für das Immunsystem unterschätzt. Die Anfälligkeit für Pilzinfektionen hat allgemein, aufgrund der zunehmenden Überlastung des Immunsystems deutlich zugenommen und darf nicht verharmlost werden! Besonders in der Naturheilkunde und Alternativmedizin wird eine Pilzbelastung sehr ernst genommen und entsprechend behandelt. Wir wissen auch, daß von der Symptomatik, vom Erscheinungsbild her sich Pilze wie ein „Chamäleon" verhalten. Mannigfaltigste, zum Teil sehr unterschiedliche, eher entgegengesetzte Symptome verschleiern oft das Bild und leiten uns auf falsche Wege. Für den behandelnden Arzt ist es daher wichtig, unterschiedliche, äußerst individuelle Symptome zu erkennen, richtig einzuordnen und nicht zu verharmlosen. Bedenken wir aber die vorhin erwähnten immunschwächenden Faktoren und wie sehr jeder einzelne von uns diesen ausgesetzt ist, so wird klar, daß ein wesentlich höheres Krankheitspotential vorliegt als allgemein angenommen. Durch die rapide Zunahme der Summe dieser Belastungen in den letzten Jahren sind auch die zunehmenden Pilzerkrankungen erklärbar. Sie sind keine Modeerkrankung, sondern logische Folge unseres modernen Lebens. Pilzerkrankungen sind das Ergebnis unseres Lebensstils!

Die Bedeutung des Verdauungsapparates bei Pilzerkrankungen

Der Verdauungsapparat spielt bei Pilzerkrankungen eine besondere Rolle. Mit seiner Oberfläche von ca. 400 m² ist der Verdauungsapparat eine riesige Austauschfläche sowohl für die Aufnahme von Stoffen als auch für die Ausscheidung. Gerade die Ausscheidungsfunktion des Verdauungsapparates wird vielfach vergessen oder unterschätzt.

Der Verdauungsapparat beginnt bei den Lippen und endet beim After. Die dazwischenliegenden Schleimhäute haben zwar einen unterschiedlichen Aufbau jedoch ähnliche Funktion. Betrachten wir nun die einzelnen Abschnitte etwas genauer:

Die Mundhöhle

Die Mundhöhle ist die erste Station des Verdauungsapparates. Hier werden die Speisen mit Hilfe der Zähne mechanisch zerkleinert.

Dadurch wird die Oberfläche der Lebensmittel derart vergrößert, daß die chemische Verdauung durch die Verdauungssäfte optimal wirken kann. Diese Möglichkeit der mechanischen Zerkleinerung haben wir nur in der Mundhöhle. Wenn wir hier nicht ordentlich kauen, wirkt sich dies nachteilig auf alle Verdauungsprozesse aus. Gutes Kauen setzt gesunde Zähne voraus. Mineralmangel, Karies, Amalgamfüllung und Übersäuerung begünstigen bereits in der Mundhöhle das Wachstum von Pilzen. Sie nisten sich gerne in unzureichend gereinigten Zahntaschen, Spalten zwischen den Zähnen oder Übergängen von Amalgam zum Zahn ein. In weiterer Folge besiedeln die Pilze auch gern die benachbarten Schleimhäute von Nase und Nasennebenhöhlen, wohin sie über natürliche Verbindungen zur Mundhöhle gelangen können. Ein Faktum, das für die späteren therapeutischen Maßnahmen besonders bedeutsam ist.

Kehren wir nochmals zum Kauen zurück. Gutes Kauen der Speisen ist nicht nur wichtig, um die Speisen zu zerkleinern und damit die Verdaubarkeit zu erleichtern (siehe Kardinalfehler der Ernährung nach F. X. Mayr), sondern auch zur Speichelproduktion. Der Mundspeichel ist wichtig, da durch ihn die Verdauung der Kohlenhydrate bereits in der Mundhöhle beginnt. Kauen ist ein mechanischer Reiz für die Speicheldrüsen zur Sekretproduktion und Ausschüttung! Außerdem ist der Speichel ein wichtiger Faktor für das Schmecken. Der Geschmack setzt voraus, daß die Speisen im Mund durch den Speichel zum Teil gelöst werden und daß die entstehenden chemischen Reaktionen von den Geschmackssensoren wahrgenommen werden. Diese Reaktion kann nur im Mund ablaufen — sie ist im nachfolgenden Verdauungsapparat nicht mehr möglich — und ist Basis jeden Geschmacksempfindens.

In der Mundhöhle finden wir auch reichlich lymphatisches Gewebe. Dieses ist Teil unseres Immunsystems. Die erste Station der Immunabwehr finden wir also in der Mundhöhle. Daß das Immunsystem für Pilzerkrankungen eine besondere Rolle spielt, wissen wir. Mangelnde Abwehr oder ein Tonsillenstörfeld begünstigen eben-fallls eine Pilzbesiedlung bereits in der Mundhöhle.

Die Speiseröhre

Sie übernimmt Transportfunktion von der Mundhöhle zum Magen. Die Speise-röhre kann im Rahmen einer Pilzerkrankung Ort einer Pilzbesiedlung werden.

Der Magen

Der Magen ist erstes Reservoir der Speisen. Er durchmischt diese mit Magensaft und gibt sie zur weiteren Resorption portionsweise an das Duodenum (Zwölffinger-darm) ab. Die Verweildauer der Speisen im Magen ist einerseits abhängig davon, wie gut die Lebensmittel gekaut wurden — je besser gekaut, desto kürzer ist die Verweil-dauer, weil die Durchmischung mit dem Magensaft leichter und rascher erfolgen kann — und andererseits vom Zeitpunkt der Nahrungsaufnahme.

Der Magen produziert ca. 2–3 l Magensaft pro Tag. Dieser enthält neben ver-schiedenen Enzymen (Pepsinogen, Intrinsic factor etc.) die Salzsäure. Dadurch ist der Magen wichtiger Bestandteil des Säure-Basen-Haushaltes.

Der Säure-Basen-Haushalt

Säuren und Basen sind Stoffe mit entgegengesetzten chemischen Eigenschaften. Säuren enthalten H^+-Ionen (Wasserstoff), Basen OH-Ionen (Hydroxylgruppen). Sie sind Ausdruck eines chemischen Spannungsfeldes, in dem sich der gesamte Stoff-wechsel abspielt.

„Das Säure-Basen-Gleichgewicht ist Voraussetzung für alle Stoffwechselfunktio-nen. Es ist Basis für alle Lebensvorgänge des Organismus, Grundvoraussetzung zur Erhaltung der Gesundheit und die entscheidene Kraft, im Erkrankungsfall wieder rasch zu gesunden." (Dr. med. M. Worlitschek)

Nun ist der Magen das Organ, das mengenmäßig die entscheidene Rolle spielt. Er produziert sowohl die Säure (HCl als Magensäure) als auch die Basen (Natrium-bicarbonat). Die Magensäure wird als Teil des Magensaftes in das Innere des Magens, das Natriumbicarbonat im Gegensatz dazu ins Blut abgegeben und zu den sogenann-ten „basophilen Organen" transportiert. Der Verdauungsapparat benötigt das basische Natriumbicarbonat aus folgenden Gründen:

1. Aufgabe der Verdauungsdrüsen ist es, ein basisches Sekret und/oder Verdauungs-enzyme zu produzieren.
2. Die von den Enzymen im Inneren des Dünndarmes gesteuerte Verdauung benötigt ein basisches Milieu, um optimal ablaufen zu können.

3. Ein Mißverhältnis von Säuren und Basen im Darminneren muß von den Verdauungssäften ausgeglichen werden. Da dies unmittelbar basische Mineralstoffe verbraucht, wird die Basenreserve des Organismus verringert.

Im Fall eines weniger basischen oder sogar sauren Milieus im Inneren des Darmes (vorerst Dünndarm) läuft die Verdauung nicht optimal ab. Dies führt dazu, daß die Verweildauer der Speisen im Darm verlängert wird, Gärungs- oder Fäulnisprozesse die Darmflora verändern und der Darm Ausgangspunkt einer „intestinalen Autointoxikation" wird. Durch die Milieuveränderung wird der Grundstein für eine mögliche Pilzbesiedelung gesetzt.

Der Magen als Zentralorgan des intestinalen Säure-Basen-Haushaltes

Aufgabe des Magens ist es, Säuren und Basen für die Stoffwechselvorgänge zur Verfügung zu stellen. Die Magenzellen haben die Fähigkeit, Salzsäure und Natriumbicarbonat zu produzieren, wobei dies aus den im Körper in ausreichendem Maß vorhandenen Substanzen Kochsalz, Wasser und Kohlensäure erfolgt. Die Produktion erfolgt im chemischen Gleichgewicht, das heißt, es wird mengenmäßig gleich viel Salzsäure und Natriumbicarbonat gebildet. Die Reaktion ist abhängig vom Mineralstoff Zink. Beide Substanzen erfüllen unterschiedliche Aufgaben:

Die Salzsäure
wird in das Mageninnere abgegeben. Durch die Salzsäure wird die Verdauung des mit den Speisen aufgenommenen Eiweißes eingeleitet (Enzymaktivierung etc.). Des weiteren hat die Salzsäure auch eine Reinigungsfunktion durch Abtöten von Bakterien oder Viren, welche mit den Speisen aufgenommen werden. Die Salzsäureproduktion wird erst mit der Nahrungsaufnahme stimuliert.

Natriumbicarbonat
entsteht im chemischen Gleichgewicht mit der Salzsäure. Nach der Bildung von Natriumbicarbonat wird dieses ans Blut abgegeben und zu den sogenannten „basophilen Organen" transportiert.

Dies sind in erster Linie die Verdauungsdrüsen, Mundspeicheldrüse, Bauchspeicheldrüse, Leber und Galle und der Dünndarm selbst. Außerdem noch die Prostata, laktierende Mamma und das Bindegewebe (Grundsystem nach Pischinger). Im Bereich des Verdauungsapparates wird das Natriumbicarbonat zur Erfüllung der oben erwähnten Aufgaben benötigt.

Verfolgen wir den in Abbildung 1 (s. S. 16) beschriebenen Weg von Säuren und Basen im Verdauungsapparat weiter, so erkennen wir einen in sich geschlossenen Kreislauf:

Die Salzsäure des Mageninneren gelangt, vermengt mit den aufgenommenen Speisen, nach einer gewissen Zeit in das Duodenum (Zwölffingerdarm, erster Abschnitt des Dünndarms). Das Natriumbicarbonat gelangt über das Blut zu den Ver-

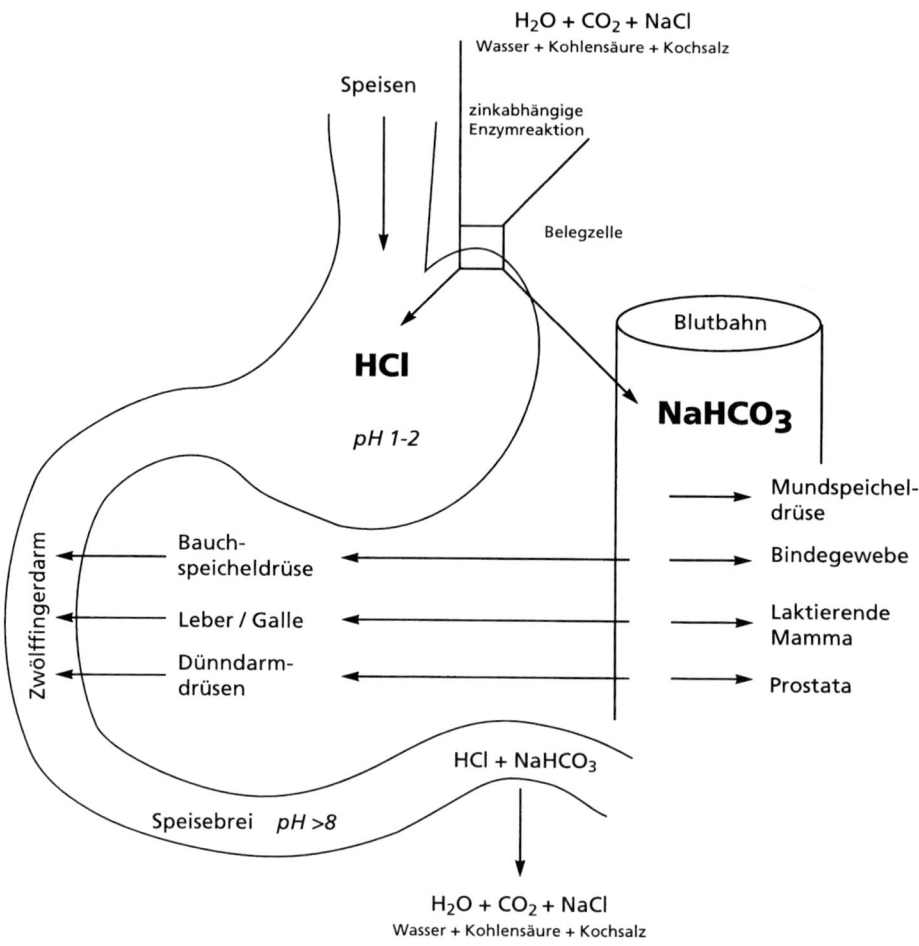

Abb. 1: Der Magen als Zentralorgan des intestinalen Säure-Basen-Haushaltes.

dauungsdrüsen, welche ihre basischen Verdauungssäfte produzieren. Im oberen Duodenum erfolgt die Abgabe der Verdauungssäfte von Leber und Galle, Bauchspeicheldrüse und Dünndarm, so daß diese Sekrete auf den sauren Speisebrei aus dem Magen
treffen. Hier nun, wenige Zentimeter nach dem Magenausgang, erfolgt die Durchmischung von saurem Speisebrei und basischen Verdauungssäften, so daß ein schneller
Umschlag vom sauren auf ein deutlich basisches Milieu im Dünndarm erfolgt. Dies
ist für ein optimales Ablaufen der Verdauungsvorgänge notwendig. Idealerweise er-

folgt das Zusammentreffen von Salzsäure und Natriumbicarbonat in der Form, daß gleichviel Ausgangsstoffe, nämlich Wasser, Kochsalz und Kohlensäure, gebildet werden, als vom Magen zur Produktion von Salzsäure und Natriumbicarbonat benötigt wurden. Es erfolgt ein chemischer Ausgleich, ohne daß Säuren oder Basen übrigbleiben. Der Säure-Basen-Haushalt ist ausgeglichen, der Kreislauf geschlossen.

Einfluß von Lebensmitteln auf den Säure-Basen-Haushalt

Der Säure-Basen-Haushalt wird durch Lebensmittel auf zweierlei Art beeinflußt:
a) Lebensmittel bringen Säuren oder Basen in den Körper.
b) Durch die Verarbeitung von Lebensmitteln im Stoffwechsel entsteht eine saure oder basische Wirkung (Stoffwechselsituation).

ad a)
Letztlich wird die Wertigkeit von Lebensmitteln in bezug auf den Säure-Basen-Haushalt durch den Mineralgehalt bestimmt.

Säurespendende Lebensmittel haben vor allem nichtmetallische Mineralstoffe wie Phosphor, Chlor oder Schwefel in Verbindungen. Dies sind zum Beispiel
jede Form von **Eiweiß** (tierisches Eiweiß in Form von Fleisch, Fisch und Käse gehört zu den stärksten säurespendenden Lebensmitteln),
Milchprodukte (Quark, Käse),
Getreide (enthält pflanzl. Eiweiß, hat ca. um die Hälfte geringere säurespendende Kapazität als tierisches Eiweiß),
Genußmittel (Alkohol, Bohnenkaffee, Nikotin),
saure und exotische Südfrüchte,
Industriekost und -getränke,
erhitzte Öle und darin Gebratenes.

Butter, Naturjoghurt, Acidophilusmilch sowie milchsauer Vergorenes ist *gering säurespendend* bis *neutral.*

Basenspendende Lebensmittel haben vor allem Kalium, Natrium, Kalzium, Magnesium und Eisen als Mineralstoffe. Dies sind praktisch alle
Gemüsesorten, vor allem die **Kartoffel,**
reifes heimisches **Obst,**
heimische **Gewürze** und **Wildkräuter,**
Milch und **Sahne,**
kaltgepreßte **Pflanzenöle.**

ad b)
Ob letztlich durch die aufgenommenen Lebensmittel eine saure oder basische Stoffwechsellage entsteht, entscheiden die Verhältnisse im Organismus, vor allem im Ver-

dauungsapparat. Hier wiederum ist die individuelle Verdauungskraft der entscheidende Parameter (siehe Therapie nach F. X. Mayr). Die basenspendenden Lebensmittel, allen voran die Rohkost (Salat, Obst, Fruchtsäfte), werden, sofern sie nicht vollständig verstoffwechselt werden, zu einer sauren Stoffwechselsituation führen. Wir sprechen dann von der „Umkehrwirkung von basischen Lebensmitteln".

Ebenso bewirken raffinierte Kohlenhydrate (Fabrikzucker, Weißmehl und deren Produkte) durch Entzug von Mineralstoffen eine saure Stoffwechselsituation.

Grund dafür ist, daß Glukose (= Kohlenhydrat) nur in Anwesenheit von basischen Mineralstoffen verstoffwechselt werden kann. Naturbelassene Lebensmittel dieser Art, wie Vollzucker, Rohrohrzucker, vollwertiges Getreidemehl, bringen die Mineralstoffe in den Stoffwechsel mit ein. Raffinierte, industriell hergestellte Lebensmittel bezeichnen wir daher als „Basenräuber" oder „Mineralstoffräuber".

Betrachten wir die heutige durchschnittliche Ernährung unter den eben erwähnten Gesichtspunkten, so wird ersichtlich, daß eine „säureüberschüssige" Ernährung vorliegt.

Viel Fleisch, Fisch und Käse bringen enorme Säuremengen in den Körper, raffinierte Kohlenhydrate reduzieren darüber hinaus die Basenreserven und schlechte Eßgewohnheiten verlängern die Verweildauer im Verdauungsapparat und führen zur Gärung. Insgesamt ideale Bedingungen für ein Pilzwachstum auf dem Boden einer Übersäuerung. *Ohne Übersäuerung keine Pilzerkrankung*!

Diesen Kreislauf zu durchbrechen ist unser Anliegen in der Therapie. Für den Säure-Basen-Haushalt bedeutet dies die Beachtung folgender Grundsätze:

1. Der *Anteil an säurespendenden Speisen muß reduziert werden*. Folglich soll nicht täglich Fleisch, Fisch oder Käse gegessen werden, sondern nur jeden 2. oder 3. Tag.
2. Säurespendende Lebensmittel werden immer mit basenspendenden Lebensmitteln kombiniert, und zwar im Verhältnis 1 : 2. Das heißt, jede Mahlzeit enthält nur 1/3 Fleisch oder Fisch und 2/3 basische Lebensmittel wie Gemüse oder Kartoffeln. Getreidespeisen (Nudeln, Spätzle, Reis etc.) eignen sich nicht als Beilage zu Fleisch oder Fisch, da beide säurespendend sind!
3. Als wichtigste basenspendende Lebensmittel gibt es täglich Gemüse, reifes heimisches Obst in individuell gut verträglicher Zubereitung, Rohkost (Salat, Obst, Fruchtsäfte) werden nur bis Mittag gegessen, nachdem abends unweigerlich eine Gärung derselben mit Bildung von Säuren, Alkohol und Gas erfolgt.
4. Kaltgepreßte Pflanzenöle sollen in ausreichender Menge verwendet werden, sie dürfen jedoch nicht erhitzt werden. Man gibt die Öle vor dem Anrichten über das Gemüse, die Kartoffel oder in die Basensuppe und zu Salaten oder Aufstrichen (siehe Rezeptteil!)
5. Nachdem negativer Streß auch stark säuernd wirkt, ist dieser bei der Nahrungsaufnahme zu vermeiden. Die Pflege der Eßkultur steht wieder an oberster Stelle.

Fernsehen, Radio, Zeitunglesen während des Essens behindern den Stoffwechsel. Gutes Kauen und Einspeicheln, in Ruhe essen, sich nicht durch zuviel überfordern bzw. zu spät am Abend zu essen, sind wichtige Maßnahmen, die gewährleisten, daß die aufgenommenen Lebensmittel auch ordnungsgemäß verdaut und verstoffwechselt werden. Das Nichtbeachten dieser Grundsätze führt zur Überforderung des Verdauungsapparates, zur Fehlverdauung und somit wieder zur Übersäuerung.

Bei den verschiedenen Stoffwechselvorgängen entstehen immer nur Säuren als Zwischen- oder Endprodukte. Diese müssen dann vom Organismus neutralisiert und ausgeschieden werden. Niemals entstehen Basen als Stoffwechselprodukte. Der Organismus ist also auf die Zufuhr von Basen durch die Ernährung bzw. in Form von Nahrungsergänzungsmitteln angewiesen (orthomolekulare Medizin).

„Es gibt im menschlichen Organismus kaum ein Organ, Gewebe oder Funktionselement, das nicht durch Übersäuerung gestört oder geschädigt werden kann und das nicht durch Entsäuerung wieder gebessert würde." (Dr. med. Berthold Kern)

Der Dünndarm

Der Dünndarm ist der entscheidende Abschnitt des Verdauungsapparates bei Pilzerkrankungen. Die intestinale Mykose ist am häufigsten im Dünndarm anzutreffen. Wie ist dies erklärbar?

Der Dünndarm ist der längste Abschnitt des Verdauungsapparates (ungefähr 5 Meter lang), in ihm erfolgt größtenteils die enzymatische Aufspaltung und Resorption der aufgenommenen Lebensmittel. Im Zwölffingerdarm (trägt den Namen, weil er so lang ist wie 12 Finger breit, folgt als erster Abschnitt des Dünndarms nach dem Magen) münden die Ausführungsgänge der großen Verdauungsdrüsen − Bauchspeicheldrüse, Leber und Galle. Hier erfolgt der Umschlag vom sauren zum basischen Milieu. Die im folgenden ablaufenden Verdauungsprozesse benötigen ein basisches Milieu, um optimal wirken zu können. Dies wird durch die Summe der Verdauungssäfte erzeugt (siehe Säure-Basen-Haushalt). Beim Gesunden werden die Lebensmittel im Dünndarm so optimal verdaut (enzymatische Aufspaltung), daß sie im weiteren durch die Schleimhaut des Darms in den Körper aufgenommen werden können. Solange sich die Stoffe im Darminneren befinden, sind sie eigentlich noch „Außenwelt" für uns. Erst nach Aufnahme durch die Schleimhaut werden sie zur „Innenwelt" unseres Organismus. Am Weg dorthin müssen alle Stoffe auf ihre Integrität überprüft werden. Daher ist auch hier das Immunsystem von entscheidender Bedeutung: Unmittelbar nach der Resorption durch die Schleimhaut überprüft das Immunsystem die einzelnen Substanzen, ca. 60 % dieses Immunsystems sind darmassoziiert, ein Großteil davon an den Dünndarm gebunden. Dies ist auch sinnvoll, weil im Bereich des Dünndarms die meiste Resorption erfolgt. Über Lymphe und Blut werden die aufgenommenen Lebensmittel zur Leber transportiert. Je nach Gehalt an belastenden Substanzen (Bakterien, Viren, Parasiten oder deren Giftstoffe, unvollständig Verdautes usw.) bleiben diese Substanzen in den Filterstationen des Abwehrsystemes hängen.

Bei Pilzerkrankungen sind diese Verdauungsvorgänge in unterschiedlichster Weise gestört. Von den anatomischen Bedingungen her finden Pilze durch die sehr große Oberfläche des Darms mit den zahlreichen Falten, Zotten und Nischen ideale Bedingungen. Die feucht-warme Umgebung begünstigt das Wachsen der Pilze, die recht bald ein aktives Eigenleben entwickeln können. Sie gedeihen in Kolonien und gehen zum Teil innige Verbindungen mit der Schleimhaut des Verdauungsapparates ein. Durch bestimmte Enzyme können sie sich in der Schleimhaut festsetzen, was manchmal in der Therapie problematisch werden kann, da dadurch die Eliminierung erschwert wird. Dies hat auch diagnostische Bedeutung!

Nachdem Pilze Kohlenhydrate vergären, bildet sich unweigerlich Alkohol, Säure und Gas. Diese Gärung führt zur Beeinträchigung des Wachstums der gesunden Darmflora, deren Reduzierung begünstigt Pilzwachstum. Ein sich gegenseitig aufschaukelnder Kreislauf entsteht. Beim Gesunden verhindert ein optimales Gleichgewicht von Darmflora und Immunsystem ein Wachsen von Pilzen. Entscheidend für eine Dysbiose ist das Kippen des Milieus durch:

- Falsche Ernährungsgewohnheiten als Basis der intestinalen Autointoxikation
- Anstieg von kurzkettigen Kohlenhydraten im Darm durch ein zu hohes Angebot in den Lebensmitteln
- Abfall der Konzentration von langkettigen Kohlenhydraten als Nahrung für die gesunde Darmflora
- Zunahme von antibiotisch wirkenden Stoffen, die die natürliche Keimflora zerstören (Antibiotika, Amalgam usw.)

Letztlich führt die Milieuänderung zur **Intestinalen Autointoxikation** als Wegbereiter für Darmpilze.

Seit mehr als 100 Jahren ist die Tatsache der intestinalen Autointoxikation bekannt: Wird die aufgenommene Nahrung nicht rechtzeitig und vollständig im Darm durch die Verdauungssäfte abgebaut und ausgeschieden, so wird sie durch Fehlverdauungsprozesse zersetzt. Aus eiweißhaltigen Nahrungsmitteln entstehen so Fäulnisgiftstoffe wie die biogenen Amine Phenol, Kresol, Skatol usw., die sowohl im Stuhl als auch im Blut und Harn nachweisbar sind. Gärungsfreudige kohlenhydratreiche Nahrungsmittel bilden Alkohole wie Methanol, Butanol und Propanol als Folge, welche ebenfalls in Stuhl, Blut, Harn, Atemluft und den Körperausdünstungen feststellbar sind (Pirlet).

Im Tierexperiment ließ sich sogar die erwartete Toxizität auf verschiedene Zellverbände beweisen.

Fehlverdauungsprozesse führen daher zur Giftstoffbildung, die nicht nur auf den Darm beschränkt bleibt. Die Giftstoffe werden über den Darm aufgenommen und gelangen in den gesamten Organismus. Dieser Vorgang wird als intestinale Autointoxikation bezeichnet. Für Pilzerkrankungen gilt das gleiche, wobei es zu alkoholischen Vergiftungskrisen durch Kohlenhydratvergärung kommt. Verstärkend wirkt sich hier die zusätzliche Toxinbildung der Pilze (Mykotoxine) selbst aus. Diese spezifischen Giftstoffe gelangen ebenfalls in den Organismus und können für eine Reihe von „Fernsymptomen" verantwortlich sein.

Nachdem die Giftstoffe aus dem Darm aufgenommen wurden, versucht das darm-assoziierte Lymph- und Immunsystem diese unschädlich zu machen. Zeichen dafür ist, daß es zu einer Stauung in demselben mit Ausbildung eines Ödems (Lymphstau) der Radix mesenterii sowie des Colons (Dickdarm) kommt. Dies wurde erstmals vom Röntgenologen Weiss beschrieben. Toxine, die in die Blutbahn gelangen, werden zur Leber transportiert, die eine Entgiftungsfunktion hat. Bei länger anhaltender oder massiver Giftstoffüberflutung wird die Leberbarriere überschritten und die Toxine gelangen in den gesamten Organismus. Es entwickelt sich in Folge der gesamte mögliche Symptomenkomplex einer Pilzbelastung. Die feinsinnige Humoraldiagnostik nach F. X. Mayr hilft neben den ausgeprägten Darmsymptomen diese Fernsymptome einer intestinalen Autointoxikation zu erkennen.

Pilze schädigen durch alle ihre Stoffwechselprodukte die Schleimhaut derart, daß die Barrierefunktion des Darms (Abgrenzung zwischen Innen- und Außenwelt) beeinträchtigt wird. Die Schleimhaut wird „löchrig" bzw. durchlässig für Stoffe, die normalerweise nicht aufgenommen werden sollten. Dies können unvollständig verdaute Lebensmittelbestandteile, Eiweißbruchstücke oder Toxine selbst sein. Diese Stoffe werden vom Immunsystem als körperfremd (= nicht zur Innenwelt gehörig) erkannt und bekämpft. Spezielle Abwehrzellen versuchen durch gezielte Maßnahmen diese Substanzen unschädlich zu machen bzw. zu neutralisieren.

Im Zuge dieser Reaktionen kann es zu überschießenden, sogenannten hyperergischen oder allergischen Reaktionen kommen. So ist es erklärbar, daß Pilze der Wegbereiter für Unverträglichkeiten und/oder Allergien sind. Das häufig gemeinsame Auftreten von Pilzerkrankungen und Allergien zwingt uns zu entsprechenden therapeutischen Konsequenzen.

Am häufigsten finden sich gleichzeitig eine Unverträglichkeit von Kuhmilchprodukten, Bäckerhefe und Weizen.

Der Dickdarm

Er ist der letzte Abschnitt des Verdauungsapparates. Für Pilzerkrankungen ist der Dickdarm, der letztlich für die Konsistenz des Stuhls verantwortlich ist, insofern interessant, als im letzten Teil, dem After, der Übergang von Schleimhaut zur Haut erfolgt. Pilze können sowohl Schleimhaut als auch Haut besiedeln und gerade diese Übergangsregionen sind kritische Bereiche. Auch bietet die perianale Region ideale Wachstumsbedingungen für Pilze, die zu typischen Beschwerden führen. Hier kann eine Übertragung in den perigenitalen Bereich erfolgen.

Symptomatik von Pilzerkrankungen

Die Vielfältigkeit, mit der Pilze unseren Organismus schädigen können, erklärt auch die Vielfalt der Symptomatik. So wird die Pilzerkankung auch als Chamäleon der Medizin bezeichnet, nachdem sie bei jedermann ein individuell verändertes Beschwerdebild hervorrufen kann. Für das Verständnis der Symptome ist es hilfreich, die Pilze etwas genauer zu betrachten.

Pilze sind äußerst anpassungsfähig, sie reagieren auf das Nährstoffangebot in der Umgebung. Bei Notwendigkeit (Zuckerentzug) reduzieren sie ihren Stoffwechsel auf ein Minimum, um sich bei erneutem Vorhandensein von Zucker explosionsartig zu vermehren. So können sie lange Zeiträume vollkommen inaktiv, somit auch symptomlos überleben.

Von Hauss stammen Berichte, wonach verschiedene Subspezies von Candida albicans die Fähigkeit haben, sich durch Enzyme in der Darmschleimhaut festzusetzen und sich so den verschiedensten therapeutischen Maßnahmen zu entziehen. Die Bestimmung der Enzymaktivität hat auch diagnostische Bedeutung. Eine weitere Möglichkeit zur Nährstoffgewinnung wird dadurch geschaffen, daß Ausläufer von Pilzen sich in den Saftspalten zwischen den Zellen festsetzen und dadurch die Integrität der Darmschleimhaut stören.

Manchmal können auch vollkommen harmlose Spezies (z. B. Bäckerhefe) in Abhängigkeit von der Umgebung (zum Beispiel Genitalbereich) pathogen, d. h. krankmachend werden. Hier sind wieder Milieufaktoren dafür verantwortlich, daß es zu einer völligen Änderung des Erscheinungsbildes kommt. Dies erfordert für die Therapie die Kontrolle der Verträglichkeit von einfacher Bäckerhefe und hefehaltigen Produkten inklusive Arzneien auf Hefebasis (z.B. Selen)!

Eine besondere Reaktion im Immunsystem wird als „phenotypic switching" bezeichnet. Normalerweise werden Pilze von den immunkompetenten Zellen des Organismus zerstört. Manche — stark virulente Spezies von Candida albicans — entwickeln nun die Fähigkeit, sich innerhalb dieser immunkompetenten Zellen zu vermehren und diese sogar zu zerstören. Somit umgehen diese pathogenen Arten das Immunsystem. Die Erforschung dieser „Virulenzfaktoren" ist Aufgabe für die Zukunft.

Neben all diesen mehr oder weniger ausgeprägten Virulenzfaktoren sind alle Pilze Giftstoffbildner. Diese Toxine werden Mykotoxine genannt und sind primär Stoffe, die von Pilzen zum eigenen Schutz gegen ihre natürlichen Feinde gebildet werden. Somit schützen sie sich durch diese Mykotoxine vor den menschlichen Abwehrstrategien. Aber auch überall dort, wo in der Natur Pilze vorkommen, lassen sich beim „Wirt" diese Mykotoxine nachweisen. Diese Mykotoxine finden sich auch z.B. in befallenem Getreide oder ähnlichen Lebensmitteln und können über diesen Weg in den

Körper gelangen. Letztlich sind sie für viele Fernwirkungen einer Pilzerkrankung verantwortlich, nachdem sie via Blut und Lymphe in den gesamten Organismus gelangen können. Von einigen Mykotoxinen ist die Wirkung recht genau bekannt. Das Schimmelpilzgift Aflatoxin ist eine Substanz, die für das Entstehen von bösartigen Erkrankungen mitverantwortlich gemacht wird.

Pilze entwickeln auch Überlebensstrategien gegenüber Therapeutika, indem sie sich innerhalb kurzer Zeit an das Vorhandensein derselben adaptieren, was therapeutische Konsequenzen hat. Betrachten wir diese Möglichkeiten, mit denen Pilze den Organismus beeinträchtigen, wird klar, daß es eine Vielfalt von klinischen Symptomen und Beschwerden geben muß. Immer kommt auch noch die individuelle Komponente hinzu, d. h., nicht jeder reagiert auf ein und dieselbe Noxe gleichermaßen. Oft fühlt sich der Betreffende durchaus gesund und wir erfahren erst bei genauem Befragen verschiedene Symptome. Umgekehrt jedoch gilt, daß bei allen chronischen Erkrankungen der Verdacht einer Mitbeteiligung einer Pilzerkrankung vorliegt und diese daher erkannt und behandelt bzw. ausgeschlossen werden muß.

Anamnese

Verschiedene mögliche Beschwerden sind in Tabelle 1 (s. S. 24) zusammengefaßt, wobei natürlich nicht alle Beschwerden bei einer Person gleichzeitig auftreten müssen. Bei allen angeführten Symptomen sollte jedoch auf eine Pilzbelastung untersucht werden. Besonders auffällig für eine Pilzbelastung sind ständig wechselnde Beschwerden. Dieser, zum Teil schlagartige Wechsel der Beschwerden betrifft alle Bereiche und erklärt sich durch das explosionsartige Wachstum von Pilzen im Verdauungsapparat. Im Zuge der Erstordination werden die Beschwerden vom Betreffenden berichtet oder vom behandelnden Arzt erfragt. Hinzu kommt die

Klinische Untersuchung

Neben den offensichtlich befallenen Körperregionen, die einer Untersuchung leicht zugänglich sind (Haut, Mundhöhle, Genitalbereich) sollte auch immer der Verdauungsapparat in seiner Gesamtheit untersucht werden. Neben den verschiedenen diagnostischen Kriterien nach F. X. Mayr finden sich häufig spastische und/oder erschlaffte Dünndarmabschnitte bzw. ein Wechsel beider. Ebenfalls charakteristisch ist das vom Röntgenologen Weiss beschriebene Radixödem als Ausdruck eines Lymphstaus und der Mitbeteiligung des Immunsystems. Parallel dazu zeigen sich oft seitliche Zahneindrücke an der Zunge sowie fleckige Beläge derselben (nicht zu verwechseln mit echten Soorbelägen!), als Ausdruck der Leberbeteiligung und Übersäuerung.

Tab. 1: Mögliche Symptome einer Pilzerkrankung

Allgemeinsymptome	Symptome des Magen-Darm-Trakts	Symptome des Urogenitaltrakts	Übrige Organbefunde	Sonstige wichtige Symptome und Krankheitsbilder
Müdigkeit Mattigkeit Abgeschlagenheit Konzentrationsschwäche Leistungsabfall Schlafstörungen „grundlose" Schweiß- ausbrüche Vergeßlichkeit Stimmungsschwankun- gen Schwindelattacken häufig wechselnde Befunde	wechselnde Stühle Verstopfung und/oder Durchfall Blähungen Gasbauch Roemheld-Syndrom Koliken spastische Darmabschnitte Sodbrennen latente Acidose nach Kern chronisch entzündliche Darmerkrankungen, z. B. Colitis, Morbus Crohn Juckreiz an Haut-Schleim- haut-Grenzen (Mund, After) Gingivitis Zahnfleischbluten Parodontose Leberbeschwerden	chronischer Ausfluß rezidivierende Adnexitis Prostatitis Blase- und/oder Harn- leiter-Entzündungen alle Formen von Regel- beschwerden sexuelle Unlust bzw. Lustverlust Unfruchtbarkeit Potenzverlust hormonelle Dysbalance	Neigung zu Allergie und Unverträglichkeit und damit in Zusammenhang stehende Erkrankungen wie: Asthma bronchiale Neurodermitis chronische ekzematöse Hauterkrankungen Erkrankungen des rheuma- tischen Formenkreises	Arthritis Arthrosen Gicht Migräne Haar-, Haut-, Nagelprobleme Infektanfälligkeit

Pilznachweis im Labor — Pilzkultur

Durch geeignete Verfahren lassen sich Pilze im Labor aus den unterschiedlichen Medien nachweisen. Häufig wird versucht — entsprechend dem bevorzugten Ort eines Pilzwachstums — durch eine mykologische Stuhluntersuchung den Nachweis eines Pilzwachstums zu führen. Hierbei sind jedoch einige Besonderheiten zu beachten:

Pilze wachsen nicht gleichmäßig im gesamten Verdauungsapparat, sondern vornehmlich im Dünndarm in umschriebenen Arealen — Pilzkolonien oder -nester genannt. Diese Besonderheit ist zu beachten, wenn Stuhlproben untersucht werden. Entsprechende Labors geben genau an, wie die Abnahme der Stuhlprobe zu erfolgen hat:

Aus frischem Stuhl wird von mehreren (ungefähr zehn verschiedenen Stellen) mit dem Probelöffel Stuhl entnommen. Sofern es die Konsistenz zuläßt, wird der Stuhl vorher verrührt bzw. durch „Herumstochern" eine Durchmischung erreicht. Der Stuhl wird möglichst rasch an das Labor weitergeleitet. Die Untersuchung wird in gleicher Weise in drei aufeinander folgenden Tagen durchgeführt.

Trotz dieser doch recht aufwendigen Prozedur sind die tatsächlichen Ergebnisse recht bescheiden. Jüngst konnte durch eine Untersuchung gezeigt werden, daß bei optimaler Abnahme und Einsendebedingungen an drei unterschiedliche Labors lediglich ein Nachweis in knapp der Hälfte der Fälle gelingt. Dieses Ergebnis wurde übereinstimmend in drei verschiedenen Labors erzielt.

Für die Interpretation von Stuhlbefunden hat diese Tatsache natürlich Konsequenzen. Ist im Stuhl Candida nachgewiesen, so ist dies ein Beweis für einen intestinalen Befall. Gelingt es jedoch nicht, Pilze im Stuhl nachzuweisen, so heißt das noch nicht, daß kein Pilzbefall vorliegt. Oft wird dieses Ergebnis falsch interpretiert oder in Unkenntnis der Tatsache als alleiniger Nachweis herangezogen.

Je nach Beschwerdebild kann die Stuhluntersuchung ergänzt werden durch Abstriche aus dem Mund- und Nasenbereich. Stuhluntersuchung und Zungenabstrich gemeinsam erhöhen die Wahrscheinlichkeit eines positiven Befundes. Bei entsprechender Klinik sollte auch Tränenflüssigkeit oder Prostatasekret untersucht werden, wo überraschend oft Pilze in der Kultur nachgewiesen werden können.

Neben dem Nachweis mittels Pilzkultur haben sich in letzter Zeit einige weitere Untersuchungsverfahren etabliert. Hierzu zählt die serologische Untersuchung auf Candida-Antigen sowie Antikörper der Klasse IgG, IgA und IgM. Diese Untersuchung gibt Auskunft über die immunologische Reaktion bei Pilzbefall.

Bei nachgewiesenen Pilzen läßt sich die „Aggressivität" des Pilzstammes durch biochemische Merkmale (Hauss) feststellen. Diese Virulenzfaktoren haben auch therapeutische Konsequenzen. Insgesamt muß man feststellen, daß durch eine dieser Methoden nicht immer ein Nachweis oder Ausschluß einer Pilzbelastung gelingt. Daher ergibt sich die Notwendigkeit weiterer Untersuchungsverfahren. Hier bewähren sich Methoden aus der Alternativ- und Komplementärmedizin.

Komplementärmedizinische Untersuchungsmöglichkeiten

In diesem medizinischen Bereich gibt es viele Möglichkeiten der Feststellung einer Pilzbelastung. Allerdings ist hier die Befunderhebung und Interpretation nicht immer mit den „schulmedizinischen Begriffen" übereinstimmend. Viele Methoden können den Arzt in der Diagnose und Therapie unterstützen. Ohne Anspruch auf Vollständigkeit seien die Elektroakupunktur nach Voll, Bioresonanzverfahren sowie Applied Kinesiology genannt. Letztere hat sich für uns besonders bewährt, weshalb hier die Methode kurz vorgestellt wird.

Die Applied Kinesiology — im folgenden AK genannt — wurde vom amerikanischen Chiropraktiker George Goodheart, D.C., begründet. Die AK ist primär eine diagnostische Methode. Zentrale Informationsquelle in der AK ist der sogenannte Muskeltest. Dabei betrachten wir den Organismus als Meßinstrument und den Muskel als Zeiger desselben. Die Muskelreaktion als Diagnostikum ist die Antwort auf definierte Testreize. Die AK ist eine Methode, mit der wir das Reaktions- bzw. Adaptationsvermögen gegenüber definierten „Streßreizen" des Organismus überprüfen. Wir unterscheiden — auch entsprechend dem Streßkonzept vom Selye — drei Muskeltestergebnisse: normoton, schwach und hyperton.

Bei der Pilzuntersuchung überprüfen wir mit einem Antigen von Candida albicans die biologische Reaktion des Organismus. Eine Muskelschwäche oder überschießende Streßreaktion wird als Pilzbelastung interpretiert. Der Vorteil der AK ist nun, daß im nächsten Untersuchungsgang sofort die individuell verträglichen Pilzarzneien getestet werden können. So hat man als Arzt die Gewähr, gut verträgliche Pilzmittel in einem für den Patienten optimalen Therapieschema verabreichen zu können. Im Wissen um die Problematik von begleitenden Lebensmittelunverträglichkeiten werden im Anschluß die wichtigsten Lebensmittel auf Verträglichkeit geprüft.

In Übereinstimmung mit vielen naturheilkundlich tätigen Ärzten finden wir, daß Kuhmilchprodukte, Weizen und Hefe am häufigsten nicht vertragen werden (siehe Tab. 2, Seite 27).

Entsprechend dem Lebensmitteltest wird die Diät auf die individuellen Gegebenheiten abgestimmt. Zur Unterstützung des Immunsystems werden noch wichtige orthomolekulare Substanzen (Zink, Selen, Vitamin C, Vitamin B und dergleichen) auf ihre individuelle Wirkung überprüft und gegebenenfalls in die Therapie eingebaut.

Der Vorteil des AK-Muskeltests ist, daß der Patient unmittelbar die Veränderung seiner Muskelkraft spürt und somit am eigenen Leib erlebt, was ihm schadet und was ihm guttut. Dieses eigene Erleben ist wichtig für die Motivation, die notwendigen therapeutischen Maßnahmen durchzuführen.

Durch den AK-Muskeltest ist eine optimale Therapiekontrolle möglich. Man erkennt Änderungen in der Reaktion des Organismus und kann durch gezielte therapeutische Maßnahmen optimal darauf reagieren. Es soll nicht unerwähnt bleiben, daß sich die AK deutlich von dem weit verbreiteten „Touch for health" unterscheidet und

Tab. 2

insgesamt AK-Tests		148
positives Challenge auf Candida-Antigen		76
insgesamt LM-Unverträglichkeit bei pos. CH auf CA		74
pos. CH:	Bäckerhefe	61
	Kuhmilchprodukte	50
	Weizen	29

Mehrfachreaktion und damit Unverträglichkeit sind die Regel.
Nur in zwei Fällen keine LM-Unverträglichkeiten!

Interpretation:
Es wurden 148 Personen mittels Applied Kinesiology untersucht. Dabei zeigte sich, daß 76 Personen
(51 %) eine Reaktion auf ein Antigen von Candida albicans aufwiesen. Dies ist klinisch als „Pilzbelastung"
zu interpretieren. Bei den weiteren Untersuchungen ist auffällig, daß von den 76 Personen mit Pilzbelastung 74 auch eine oder mehrere Lebensmittelunverträglichkeiten haben. Am häufigsten sind Bäckerhefe
(82 %), Kuhmilchprodukte (67 %) und Weizen (39 %). Aus diesen Gründen wird bei der Anti-Pilz-Diät
empfohlen, diese individuellen Lebensmittelunverträglichkeiten zu berücksichtigen. Sie finden daher vor-
wiegend Rezepte ohne diese Lebensmittel!

nicht damit verwechselt werden darf. Für weitere Informationen stehen die entsprechenden Fachgesellschaften zur Verfügung (s. S. 165).

Eine Methode, welche unter anderem bei Lebensmittelunverträglichkeiten zur Anwendung kommen kann, ist der sogenannte Pulstest nach Coca. Dabei wird vor und
nach Genuß eines Lebensmittels der Puls gezählt. Liegt er nach dem Verzehr des Lebensmittels um 10 Schläge pro Minute über dem Ausgangswert, kann dies ein Hinweis für eine Lebensmittelunverträglichkeit sein.

All diese Methoden gehören jedoch in die Hand eines erfahrenen Arztes und sollen nur im Zusammenhang mit Anamnese, Klinik- und Beschwerdebild interpretiert
werden. Nur so wird gewährleistet, daß die aufgrund dieser Methoden gewählten An-
sätze optimale Behandlungserfolge bringen.

Pilzbehandlung

Grundsätzlich ist zu sagen, daß eine ganzheitsmedizinisch orientierte Pilztherapie nicht nur auf eine Eliminierung von Pilzen abzielt. Dies wäre ein kurzfristiger Erfolg, eine wiederkehrende Pilzerkrankung die Folge. Von therapeutisch vorrangiger Bedeutung ist das Erkennen, Ausgleichen bzw. Eliminieren von Streßfaktoren, welche das Abwehrsystem beeinträchtigt haben.

Die im folgenden dargestellte Pilzbehandlung wurde gemeinsam mit dem Kollegen Dr. med. Robert Schmidthofer entwickelt. Sie wurde über einen längeren Zeitraum gemeinsam sowohl in der stationären Behandlung des Gesundheitszentrums Golfhotel als auch in der ambulanten Praxis erprobt. Durch diese intensive Zusammenarbeit wurden – aufbauend auf den grundsätzlichen Überlegungen – einzelne Details rasch und effektiv optimiert, so daß das heute zur Verfügung stehende Konzept eine einfache verständliche und sogleich nachvollzieh- und anwendbare Pilzbehandlung ermöglicht.

Wir versuchen durch verschiedene naturheilkundliche Maßnahmen, welche alle individuell abgestimmt werden, das Milieu derart zu verändern, daß Pilze keine Chance mehr haben, Krankheitscharakter zu erlangen. Prinzipiell erfordert dies folgende Maßnahmen:

Individuelle Anti-Pilz-Diät

Mit Berücksichtigung *aller* Unverträglichkeiten bzw. Allergien auf verschiedene Lebensmittel und konsequenter Karenz über einen längeren Zeitraum.
(Siehe Ausführungen auf S. 31–37)

Stärkung des Immunsystems

durch:
a) Allergenkarenz (siehe Punkt 1)
b) Ausgleich des Säure-Basen-Haushalts
c) Substitution von (fehlenden) therapeutisch wirksamen Mineralstoffen, Spurenelementen, Vitaminen (orthomolekulare Therapie)
d) medikamentöse immunstärkende Therapie (Thymustherapie, Eigenblut etc.)
e) Physiko- und hydrotherapeutische Maßnahmen wie Sauna, Kneippen usw.
f) psychotherapeutische Maßnahmen, sofern erforderlich
(Siehe Ausführungen auf S. 38/39)

Medikamentöse Therapie

Hier kommen *alle* Substanzen in Frage, welche eine pilzhemmende und/oder abtötende Wirkung haben. Kriterium der Verabreichung ist wieder die individuelle Wirksamkeit und Verträglichkeit sowie der Grad und Ort der Pilzinfektion. (Siehe Ausführungen auf S. 39–44)

Entgiftungsmaßnahmen

a) Reichlich trinken
b) Entgiftung über den Darm durch:
   – salinische Wasser (Bittersalz, Glaubersalz)
   – manuelle Bauchbehandlung nach F. X. Mayr
   – Einlauf
   – Colonhydrotherapie
c) Trockenbürsten, ansteigendes Fußbad, Auslaugebad, Reibesitzbad/Rumpfreibebad nach Kuhne
d) Ölziehen, Inhalationen, nasale Reflextherapie
e) arzneiliche Unterstützung der Entgiftung durch individuell getestete Substanzen zur Unterstützung von Niere, Lymphe, Leber und Darmtätigkeit
f) Elimination toxischer Substanzen wie Schwermetalle, Umweltgifte etc.
(Siehe Ausführungen auf S. 45–52)

Grundlage dieser therapeutischen Maßnahmen ist die individuelle Testung sowohl der diätetischen als auch medikamentösen Maßnahmen. Die wirkungsvollste Therapie, welche sowohl Zeit als auch Kosten spart, ist die optimale Kombination von Pilzdiät und medikamentöser Therapie. Auch wenn offensichtlich Symptome vorherrschen, die primär nicht mit dem Verdauungsapparat in Zusammenhang gebracht werden, ist die Behandlung des Verdauungsapparates *immer* fixer Bestandteil der Therapie. Dies deshalb, weil die Pilzerkrankung hier oft ihren Ursprung nimmt oder den Hauptsitz hat. Außerdem kann der Pilzbefall im Verdauungsapparat selbst verschleiert und dadurch relativ symptomarm sein. Der Verdauungsapparat ist auch ein wichtiges Ausscheidungsorgan und steht als solches für die Therapie an vorderster Stelle.

Die Pilzdiät alleine vermag keine zufriedenstellende Langzeiterfolge zu erbringen. Ebensowenig wie es nicht sinnvoll erscheint, nur medikamentös zu behandeln. Letztlich zielt die Pilzbehandlung, wie bereits mehrfach erwähnt, auf eine Veränderung der Ernährungs- und Lebenssituation hin. Nur dadurch gelingt es langfristig, den menschlichen Organismus so zu stärken, sein Immunsystem derart zu aktivieren, daß Pilze kein für ein Wachstum erforderliches Milieu vorfinden.

Im folgenden wird eine Vielfalt von Möglichkeiten aufgezeigt, welche jedoch im Einzelfall entsprechend nach den vorher beschriebenen Kriterien (z. B. AK-Test) kombiniert bzw. variiert werden.

1. Individuelle Anti-Pilz-Diät

Die Anti-Pilz-Diät ist eine für einen bestimmten Behandlungszeitraum einzuhaltende Diätform, die darauf abzielt, den Pilzen die Lebensgrundlage zu entziehen, das Milieu im Darm zu verändern. Pilze verstoffwechseln kurzkettige Kohlenhydrate, also Zucker. Dabei ist es vollkommen egal, woher diese Kohlenhydrate stammen. Daher sind auch Getreide und Obst zu Beginn der Diät zu meiden.

Ziel der Diät ist es, kurzkettige Kohlenhydrate in der Ernährung zu vermeiden. Anfänglich erfolgt dies in einer sehr strengen Form; schrittweise — je nach individuellem Therapiefortschritt — erfolgt das Wiederaufnehmen von Kohlenhydraten in den Speiseplan.

Das Prinzip ist einfach, erfordert aber vom einzelnen Konsequenzen in der Umsetzung. Vor allem müssen wir, nicht zuletzt durch die Therapie, lernen, uns das Leben durch andere Dinge als Zucker zu versüßen. Oft liegt auch eine mentale Blockade vor, daß einzelne glauben, darauf nicht verzichten zu können und verängstigt die Frage stellen: „Ja, was soll ich denn dann noch essen?"

Dieses schrittweise Hinführen von der industriell zerstörten Nahrung zu einer individuell gut verträglichen und gesunden Ernährungsform ist ebenfalls Ziel der Pilzbehandlung. Der Begriff „Diät" stammt vom griechischen „Diaita" und bedeutet soviel wie Lebensführung. Wir wollen eine grundlegende Änderung der Ernährungs- und damit Lebensweise erzielen. Nur so erreichen wir die immer wieder erwähnte Milieuänderung als Basis gesunden Lebens.

Die Anti-Pilz-Diät ist daher eine einschneidende therapeutische Maßnahme, die idealerweise vom fachkundigen Arzt begleitet wird. Nachdem eine Anti-Pilz-Diät untrennbar mit einer Darmreinigung verbunden ist, liegt eine Verbindung mit einer Therapie nach F. X. Mayr auf der Hand.

Die Grundzüge einer Mayrschen Behandlung entsprechen allen Anforderungen einer wirkungsvollen Pilztherapie, so daß die Behandlung nach F. X. Mayr für uns unverzichtbarer Bestandteil einer Pilzbehandlung geworden ist.

Anti-Pilz-Diät und Therapie nach F. X. Mayr

Die Prinzipien einer Behandlung nach F. X. Mayr sind:

- Schonung
- Säuberung
- Schulung

Diese therapeutischen Prinzipien sollen auch Grundlage einer Anti-Pilz-Diät bzw. Behandlung des Verdauungsapparates bei Pilzbelastung sein. Bei der Anti-Pilz-Diät bedeutet

Schonung

die Vermeidung von kurzkettigen Kohlenhydraten sowie allenfalls vorhandenen Allergien bzw. unverträglichen Lebensmitteln. Allgemein erzielen wir eine Schonung des Verdauungsapparates dadurch, daß die Nahrungsaufnahme reduziert wird. Dies erfolgt – je nach Notwendigkeit und ärztlicher Verordnung – in individuellen Abstufungen. Fasten im eigentlichen Sinn stellt die strengste Therapieform dar, bei der lediglich Flüssigkeiten wie Wasser, Kräutertees, Mineralwasser oder Basenbrühe zu sich genommen werden. Die Milchdiät bzw. erweiterte Milchdiät sind Therapieformen, in denen ein altbackenes Weißgebäck als Kautraining die Speichelproduktion anregt, um das löffelweise zu sich genommene Milchprodukt ordnungsgemäß verdauen zu können. Für eine erfolgreiche Anti-Pilz-Diät muß diese Therapieform individuell abgeändert werden. Bei der „Milden Ableitungs-Diät"[1] – der leichtesten Form einer Schonkost – werden mittags Hauptgerichte, welche durch Auswahl der Speisen und Zubereitungsform leicht bekömmlich sind, gereicht. Diese milde Ableitung ist auch Basis einer individuellen Pilztherapie, wie sie in Stufe 1 (s. S. 35) beschrieben wird.

Säuberung

bedeutet Reinigung des Organismus von innen und außen. Im Vordergrund steht die Darmreinigung mittels salinischer Wässer und bei Bedarf auch Einläufen. Dadurch erfolgt eine Elimination von Darmschlacken, welche zum Teil über einen längeren Zeitraum im Verdauungsapparat waren. Gleichzeitig wird durch diese Reinigung die Ausscheidungsfunktion des Darms verbessert und es können in Folge Stoffwechselgifte, welche irgendwo im Körper zwischengelagert waren, durch eine Art Sogwirkung im Darm transportiert und ausgeschieden werden. Die Darmreinigung verändert zwangsläufig das Milieu im Darminneren, wodurch eine gesunde, für die ordnungsgemäßen Verdauungsvorgänge notwendige Bakterienflora wieder optimale Lebensbedingungen erhält. Pathogene Keime aber finden keine für ihr Wachstum notwendigen Nährstoffe und können daher nicht gedeihen.

Die Säuberung ist daher notwendig, um einerseits Pilznester aus dem Verdauungsapparat zu entfernen und andererseits Giftstoffe (Pilztoxine) aus den Körperdepots auszuleiten. Ziel der Säuberung ist das Wiedererlangen der Selbstreinigungskraft des Organismus.

Schulung

ist wichtig, vor allem um die Schonung zu erreichen und deren Erfolg im Alltag zu erhalten.

Die Schulung erfolgt durch die vom Arzt durchgeführte manuelle Bauchbehandlung sowie durch die Pflege der Eßkultur nach F. X. Mayr. Dabei sollen die Kardinalfehler der Ernährung vermieden werden. Dies bedeutet, daß vielfach

---

[1] Rauch/Mayr, Milde Ableitungs-Diät. Karl F. Haug Verlag, Heidelberg 1994

- zu schnell
- zu schlecht gekaut
- zu viel
- zu oft
- zu spät
- zu sauer
- zu trocken

gegessen wird.

Es kann gar nicht oft genug betont werden, wie wichtig das richtige Eßverhalten für die Ernährung ist. Gerade bei Pilzbelastung ist für die Therapie — auch im Sinne einer Verbesserung der Ernährungssituation für die Zukunft — das Üben, Trainieren und Wiedererlernen dieses richtigen Essens wichtig. Im Detail bedeutet dies:

1. Nehmen Sie sich Zeit zum Essen. Die „Mahlzeit" ist eine „heilige Zeit", bei der Sie sich nicht stören lassen sollten, nicht durch Radio, Fernsehen, Zeitunglesen oder andere „schlechte Nachrichten" den Appetit verderben lassen sollen. Planen Sie den Tagesablauf so, daß genügend Zeit zum Essen vorgesehen ist.
2. Jede Mahlzeit, alles was Sie essen, muß besonders gut gekaut werden. Nur so kann die notwendige mechanische Zerkleinerung der Speisen stattfinden.
   Die Verdauungssäfte des Mundspeichels wirken einerseits als Starter für die Verdauung selbst und enthalten andererseits bereits ein Enzym, um vor allem die Kohlenhydratverdauung im Mund beginnen zu lassen. Zählen Sie am Anfang mit, kauen Sie jeden Bissen mindestens 30–50mal, so daß ein flüssiger Speise-Speichelbrei entsteht; erst dann hinunterschlucken!
3. Im Regelfall reichen drei Mahlzeiten völlig aus. Bei Kindern, Rekonvaleszenten oder großem Hunger ist eine leicht bekömmliche Zwischenmahlzeit angebracht. Entsprechend unserer inneren Rhythmen, bei denen die Verdauungskraft als bestimmender Faktor der Bekömmlichkeit der Speisen am Abend am geringsten ist, ist die Abendmahlzeit die kleinste Mahlzeit. Vermeiden Sie am Abend schwer verdauliche Speisen wie Rohkost (Salat, Obst und Fruchtsäfte), Vollkornspeisen und dergleichen mehr, auch unabhängig von der Pilzdiät.
4. Je früher die leicht bekömmliche Abendmahlzeit eingenommen wird, umso besser, denn *„der Darm geht mit den Hühnern schlafen"*. Essen Sie soviel, daß ein angenehmes Sättigungsgefühl entsteht. Sie sollten nicht hungrig vom Tisch gehen, jedoch das Wechselspiel von Hunger und Sättigung beachten. „Aufhören, wenn es am besten schmeckt", ist eine alte Volksweisheit, die absolut richtig ist.
   Bereiten Sie lieber kleinere Mahlzeiten vor, um sich eventuell etwas nachholen zu können, wenn Sie nichts übrig lassen können. Geben Sie Ihrem Organismus auch Zeit, die aufgenommenen Speisen ordentlich zu verdauen. Dazu braucht er im Re-

gelfall vier bis fünf Stunden. Vertrauen Sie Ihrem Körper, daß er sich wieder rechtzeitig, in Form eines Hungergefühls, melden wird.

5. Versuchen Sie kurz und vor allem langfristig, eine im Sinne des Säure-Basen-Haushaltes ausgewogene Ernährung durchzuführen. Dies bedeutet nicht, daß Sie auf Fleisch, Fisch oder andere säurespendende Lebensmittel völlig verzichten müssen, sondern diese *immer* mit basenspendenden Lebensmitteln kombinieren. Zum Beispiel zu Fleisch oder Fisch immer Gemüse, Kartoffeln, nicht Reis oder Getreide. Die Mahlzeit besteht zu einem Drittel aus Fleisch oder Fisch und zu zwei Dritteln aus Gemüse. Außerdem gibt es nicht täglich Fleisch oder Fisch als Hauptmahlzeit. Nicht nur für die Anti-Pilz-Diät, sondern auch langfristig ist eine Reduktion, vor allem von kurzkettigen Kohlenhydraten notwendig (siehe Säure-Basen-Haushalt).

6. Bereits im Alltag ist es wichtig, ausreichend zu trinken. Getränke müssen dem Körper frei verfügbare Flüssigkeit zur Verfügung stellen. Dazu sind in erster Linie Wasser, kurzgebrühte „blonde" Kräutertees sowie Mineralwasser mit wenig Kohlensäure geeignet. Keine Getränke in diesem Sinn sind Bohnenkaffee, Fruchtsäfte, Alkoholika und dergleichen. Für die Pilzbehandlung haben einige Kräutertees besondere Wirksamkeit (siehe Rezeptteil). Außerdem ist für die Dauer der Pilztherapie ein erhöhter Flüssigkeitsbedarf gegeben, um die notwendigen Entgiftungsvorgänge zu unterstützen.

Für diese einfachen Grundregeln ist jeder selbst verantwortlich. Die Befolgung derselben hat entscheidenden Einfluß auf den Erfolg der Behandlung und ist primär unabhängig vom aufgenommenen Lebensmittel. Ausgestattet mit diesem Grobgerüst wenden wir uns der weiteren Pilzbehandlung zu, die jedoch dann viel einfacher wird und rascher zum gewünschten Erfolg führt.

Ob im Einzelfall eine strenge Fastentherapie nach F. X. Mayr durchgeführt oder ein milderer Weg der Behandlung gewählt wird, entscheidet der speziell ausgebildete Mayr-Arzt gemeinsam mit dem Patienten unter Berücksichtigung aller Vor- und Nachteile der einzelnen Therapieformen.

Grundsätzlich gilt, daß bei strenger Kurdurchführung der Zeitraum der notwendigen Therapie kürzer ist, aber auch mit mehr „Entgiftungsreaktionen" gerechnet werden muß. Daher bitte nur nach Rücksprache mit dem behandelnden Arzt die Therapie beginnen.

Durchführung der individuellen Anti-Pilz-Diät

Grundsätzliches: Wir beginnen mit einer strengen Diät, bei der vorerst vollständig auf Lebensmittel mit kurzkettigen Kohlenhydraten verzichtet wird. Es werden anfänglich hauptsächlich Kartoffeln und Gemüsegerichte gegessen, erst später langsam auch wieder abwechselnd kohlenhydrathaltige Lebensmittel.

Wichtig: Individuelle Lebensmittelunverträglichkeiten müssen erkannt und berücksichtigt werden. Unserer Erfahrung nach sind bei Pilzbelastung häufig Hefe, Kuhmilchprodukte und Weizen unverträglich. Daher finden Sie im Rezeptteil hauptsächlich Speisen ohne diese Lebensmittel, wobei Kuhmilchprodukte durch Schafmilchprodukte und bei Verträglichkeit durch Sojamilch ersetzt werden. Statt Butter wird die Pflanzenmargarine Alsan-S verwendet.

Nach erfolgreicher Diät und Therapie werden oft diese anfänglich unverträglichen Lebensmittel — wenn auch nach unterschiedlich langer individueller Karenz — wieder gut vertragen. Es ist also wichtig, eine Allergenkarenz zu betreiben, um den Schoneffekt und dadurch die Heilwirkung zu erzielen.

Sollten diese Unverträglichkeiten wegfallen, kann bei allen Rezepten Sahne statt Schafsmilch und Butter statt Alsan-S-Margarine verwendet werden. Die Rezepte ändern sich dadurch nicht. Ein Ausgleich im Säure-Basen-Haushalt erfolgt gemäß den Überlegungen, welche auf Seite 18–19 beschrieben sind. Der Wechsel der einzelnen Diätstufen, welche normalerweise jeweils 7–10 Tage durchgeführt werden, entscheidet der behandelnde Arzt nach individuellem Therapiefortschritt.

Grundsätzlich empfehlen wir Gemüse aus biologischem Anbau und Fleisch sowie Fisch aus artgerechter Tierhaltung.

Stufe 1:
Monotonie als entscheidender Heilfaktor

Empfehlenswerte Lebensmittel:

Gemüse:
Kartoffel, Zucchini, Aubergine, Petersilienwurzel, Fenchelknolle, Mangold, Kürbis, Karotte, Spinat, rote und gelbe Rübe, Pastinake, Tomate (bescheiden!), Champignon, Avocado

Fleisch/Fisch:
Kalb, Geflügel, Lamm, Ei, magere Salz- und Süßwasserfische

*Schafs-/Ziegenmilchprodukte, frische Kräuter und Gewürze
kaltgepreßte Pflanzenöle (vorzugsweise Leinöl), Alsan-S-Margarine oder möglichst pflanzliche ungehärtete Vollölmargarine, Mandeln, Soja möglich*

Stufe 2:
Rotation von Getreidespeisen, eine Getreidemahlzeit pro Tag

Rotation bedeutet, daß nicht täglich das gleiche Getreide gegessen wird, sondern nur jeden 4. Tag. Es kann jeden Tag eine Getreidemahlzeit gegessen werden, jedoch täglich ein anderes Getreide. Zusätzlich zu den Lebensmitteln aus Stufe 1 sind empfehlenswert:

Getreide:
Hirse, Quinoa, Buchweizen, Reis, hefefreies Knäckebrot oder Dinkelfladen, evtl. Mais (bei guter Verträglichkeit)

Gemüse:
Knoblauch, Lauch, Bärlauch, Zwiebel, Spargel, Artischocke, alle Pilze wie Steinpilze, Pfifferlinge, Morcheln, Shitaki- und Austernpilze

Fleisch:
Rind, Wild

milde Käsesorten

Je nach ärztlicher Verordnung kann aus Gründen einer notwendigen Schonung abends auf den Kohlenhydratanteil der Mahlzeit verzichtet werden.

Stufe 3:
Rotation von Getreidespeisen, zwei Getreidemahlzeiten pro Tag langsamer Beginn von Rohkost

Zusätzlich zum bisherigen Lebensmittelangebot sind empfehlenswert:

Gemüse:
Gurke, Kohlgemüse (Wirsing, Kohl, Kraut, Brokkoli, Blumenkohl), Hülsenfrüchte, Paprikaschote, Radieschen, Rettich

Getreide:
Dinkel, Hafer, Roggen, Gerste (als Fladengebäck, Nudeln etc.)

Nüsse

Langsamer Beginn von Rohkost in Form von Salaten zum Mittagessen. Die Kost wird anspruchsvoller, was die Verdauungsleistung betrifft.

Verbotene Lebensmittel, welche ein Pilzwachstum fördern können, sind kurzkettige Kohlenhydrate und alle Lebensmittel, welche solche enthalten (siehe Tab. 3).

Tab. 3: Lebensmittel, welche Pilzwachstum fördern können.

Zucker	weißer und brauner Zucker, Rohzucker, Honig, Traubenzucker, Ahornsirup, Birnen u. a. Dicksäfte
Getreide	v. a. Auszugsmehl und alle daraus hergestellten Speisen wie Brot, Gebäck, Kuchen etc. *(individuelle (Un)verträglichkeiten beachten!)*
Früchte	v. a. süße Früchte in allen Zubereitungsformen, auch als Trockenfrüchte und Fruchtsäfte
Wurstwaren	vom Schwein, Bindemittel beachten
Alkohol	in jeder Form
Hefe	Bäcker- u./o. Bierhefe und alles, was damit hergestellt wurde, je nach individueller Testung
industriell zubereitete Nahrungsmittel in Konserven und Fertiggerichte, Industriegetränke wie Cola, Limonaden etc.	

2. Stärkung des Immunsystems

a) Der Darm ist in seiner Gesamtheit auch ein immunkompetentes Organ (s. S. 19). Der Wegfall von allergisierenden Substanzen (verschiedene Lebensmittel) entlastet das Immunsystem insofern, als keine spezifische Reaktionen mehr notwendig werden. Des weiteren sind Pilze Histaminbildner. Histamin ist eine Substanz, welche „histaminvermittelte Allergiereaktionen" fördert bzw. provoziert. *Reduktion von Pilzwachstum reduziert also allergische Reaktionsbereitschaft.*

b) Die *ärztlich manuelle Bauchbehandlung* führt dazu, daß die Lymphe der Radix mesenterii (Abfluß des gesamten Dünndarms, Sitz von immunkompetenten Zellverbänden) weiterbewegt wird. Sie wirkt entstauend, fördert Lymphzirkulation und den venösen Abfluß, außerdem fördert die manuelle Bauchbehandlung die Sauerstoffaufnahme, was für den Stoffwechsel aller Zellen enorm wichtig ist. Die reinigende entgiftende Wirkung wird auf Seite 46 beschrieben.

c) Der *Säure-Basen-Haushalt* spielt bei Pilzerkrankungen eine besondere Rolle. Eine Übersäuerung des Verdauungsapparates, vor allem des Dünndarms, führt zu einer Verlängerung der Verweildauer der aufgenommenen Speisen, nachdem diese nicht ordnungsgemäß und zeitgerecht verdaut werden können. Dies führt über Gärungsprozesse oder Fäulnisprozesse zu Dyspepsie und Dysbiose als Wegbereiter einer Pilzbesiedlung. Schon allein deshalb ist ein ausgeglichener Säure-Basen-Haushalt anzustreben. Bedeutung erlangt er aber auch für eine ausreichende Entgiftung bei Pilzerkrankungen. Die meisten Stoffwechselprodukte sind nämlich Säuren, die wir als solche nicht ausscheiden können. Der Körper muß mit Hilfe von Mineralstoffen (Ca, Mg, Zn) diese Säuren neutralisieren, um sie unschädlich zu machen und ausscheiden zu können. Daher ist der Säure-Basen-Haushalt eng verbunden mit dem

d) *Mineralstoffwechsel* – Orthomolekulare Therapie: Mineralstoffe, Spurenelemente und Vitamine haben für das Immunsystem Schlüsselfunktion! Ohne ausreichende Anwesenheit dieser Substanzen kann unser Immunsystem nicht richtig arbeiten oder seine Funktion nur teilweise wahrnehmen. Nachdem wir – aufgrund unserer falschen Ernährungsgewohnheiten sowie durch den Wertverlust unserer Lebensmittel – kaum mehr ausreichend Mineralstoffe, Spurenelemente und Vitamine im Körper zur Verfügung haben, müssen wir sie substituieren. Erschwerend kommt hinzu, daß Pilze selbst Mineralstoffe, allen voran Zink, verstoffwechseln und somit nochmals die vorhandene Menge reduziert wird. Am häufigsten ist die Substitution von Zink, Selen, Kalium, Magnesium, Vitamin A, E und C erforderlich. Im Einzelfall wird die Substitution jedoch auf die individuellen Erfordernisse abgestimmt. In diesem Zusammenhang sei ein weiterer Belastungsfaktor des Mineralhaushaltes und damit des Immunssystems erwähnt, das Amalgam. Der Hauptbestandteil von Amalgam ist Quecksilber. Dieses kann aufgrund seiner Toxizität nicht frei in unserem Körper sein, sondern muß durch zweiwertige Minerale gebunden werden. Als wichtigste „Gegenspieler" von Quecksilber sind Zink und Selen bekannt.

Je höher eine Amalgambelastung und damit eine Quecksilberbelastung ist, desto mehr wird Zink und Selen gebunden und fehlen dem Körper für andere Aufgaben (Immunsystem, Säure-Basen-Haushalt).

e) Auch Sauna, Kneippen, Bewegung an frischer Luft usw. unterstützen das Immunsystem. Diese und andere *physiko- und hydrotherapeutische Maßnahmen* werden eingesetzt, um den Organismus in der Phase der Umstimmung zu unterstützen bzw. langfristig gesund zu erhalten.

f) *Psychotherapeutische Maßnahmen:* Vielfach manifestieren sich „Pilzbeschwerden" im psychischen Bereich (siehe Symptomatik). Oft sind gerade dies die Beschwerden, die die Patienten selbst über eine lange Zeit beobachtet haben und die niemand so recht einzuordnen wußte.

Es wäre völlig falsch, den Patienten hier mit Psychopharmaka zu therapieren, was jedoch häufig erfolgt.

Einfühlsame und mitfühlende Gesprächsführung sowie Aufklärung über die Zusammenhänge ist wichtiger als die medikamentöse Therapie. Der Patient muß erkennen und verstehen, warum gerade diese Beschwerden auftreten. Er muß auch vorbereitet werden, daß es im Zuge der Entgiftung und Pilzelimination aus dem Körper sogar zu einer verstärkten Symptomatik kommen kann. Diese Anfangsreaktion ist der Hinweis für die Wirksamkeit und Effizienz der angewendeten Therapiemaßnahmen. Als behandelnder Arzt sind in erster Linie zwei Dinge notwendig: Geduld und die Sicherheit, daß durch die Pilzbehandlung die Beschwerden völlig abklingen. Gegebenenfalls können neben der Gesprächstherapie Bach-Blüten (vor allem Rescue), homöopathische Arzneien sowie eine gezielte orthomolekulare Substitutionstherapie die Beschwerden lindern bzw. rascher abklingen lassen. In allen Fällen sollten auch verstärkte Entgiftungsmaßnahmen eingesetzt werden (Einläufe, Reibesitzbad etc.)

g) *Eigenblutbehandlung:* Die Eigenblutbehandlung ist eine bewährte Therapie zur Steigerung der Abwehrkraft. Dabei gibt es verschiedene Variationen dieser Therapie, welche als Injektionstherapie, nach Sauerstoffanreicherung oder nach homöopathischer Potenzierung erfolgen kann. Über die verschiedenen Indikationen und Anwendungen dieser Therapie sei auf die entsprechende Fachliteratur verwiesen.

3. Medikamentöse Therapie

Zur medikamentösen Therapie von Pilzbelastungen kommen viele unterschiedliche Substanzen in Frage, welche aus allen Bereichen der Medizin stammen. Entscheidend für die Verordnung von Pilzmitteln ist die individuelle Verträglichkeit, welche optimalerweise mittels AK oder einem anderen biologischen Testverfahren ausgetestet wird. Einige grundsätzliche Überlegungen gelten aber für alle Medikamente:

Nachdem Pilze oft mit Unverträglichkeiten verschiedener Art einhergehen bzw. mit allergischen Symptomen vergesellschaftet sind, *müssen* alle verwendeten Arzneien hypoallergen sein. Dies bedeutet, daß Füllstoffe, Tablettierhilfen, Zusatzstoffe usw., wie sie bei der Herstellung vieler Arzneien Verwendung finden, für Pilzpatienten bzw. -allergiker problematisch sein können. Hierzu ein Beispiel: Eine für die Pilzbelastung wichtige Substanz ist Nystatin. Nystatin hat eine hervorragende fungizide Wirkung, bleibt im Darminneren, das heißt, es wird nicht resorbiert und kann daher bei intestinalen Mykosen sehr gut zur Therapie verwendet werden.

Es gibt allerdings viele Zubereitungsformen von Firmen, von denen die Substanz in Tabletten- oder Drageeform angeboten wird. Zur Herstellung einer Tablette, welche vielleicht ein Gramm wiegt, wird ca. ein Drittel der Wirksubstanz verwendet, der Rest, also zwei Drittel, sind Zusatzstoffe, welche für Allergiker häufig unverträglich sind. Oft sind Therapieprobleme oder Verschlechterung bei Patienten darauf zurückzuführen. Eine andere Möglichkeit ist, daß der Hersteller, weil der Geschmack für die Einnahme der Arznei wichtig ist, zur Geschmacksverbesserung Zucker zufügt. So sind Zubereitungsformen (Nystatinsuspension) mit bis zu 60% Zuckeranteil erhältlich. Auch dies scheint in Anbetracht der strengen Pilzdiät nicht vorteilhaft für den Therapieerfolg.

Eine Besonderheit soll auch noch erwähnt werden: Im Bereich der Orthomolekularen Therapie, also der Substitution von Mineralstoffen, Spurenelementen und Vitaminen, gibt es einige Präparationen auf Hefebasis. Oft zeigt die Hefe bei Pilzbelastung eine Kreuzreaktion mit Pilzen und wird dadurch nicht vertragen.

Wenn wir also im folgenden pilzwirksame Arzneien erwähnen, so meinen wir im wesentlichen Reinsubstanzen. Die Wirkung dieser Reinsubstanzen ist im allgemeinen intensiver und ohne begleitende Nebeneffekte. Einige Firmen haben sich bereits den Erfordernissen angepaßt, ansonsten können Apotheker mit etwas gutem Willen diese, die notwendige Reinheit aufweisenden Präparate selbst herstellen.

Für die medikamentöse Therapie ist noch der Umstand von Bedeutung, daß sich Pilze relativ rasch an verschiedenste Medikamente „gewöhnen" können. Die außerordentlich vielfältigen Adaptationsmöglichkeiten der Pilze müssen und können insofern umgangen werden, als verschiedene antimykotisch wirksame Arzneien abwechselnd therapeutisch eingesetzt werden.

Daher ist es wichtig, am Anfang der Therapie mehrere wirksame und individuell gut verträgliche (entsprechend AK-Test) Arzneien zur Verfügung zu haben. Bewährt hat sich ein Wechsel der pilzspezifischen Arzneien alle sieben bis zehn Tage. Bei entsprechender klinischer Notwendigkeit kann am Anfang durchaus ein „chemisches" Pilzmittel wie Nystatin oder Amphomoronal Verwendung finden.

Idealerweise wechselt man jedoch nach sieben bis zehn Tagen auf ein „Phytotherapeutikum" oder anderes Pilzmittel. Im AK-Test läßt sich der Zeitpunkt eines Wech-

sels der Medikation erkennen bzw. kontrollieren. Eine Übersicht über mögliche Pilzmittel zeigt Tabelle 4, ein Beispiel eines Therapieschemas Tabelle 5. Wichtig bei allen Therapieschemen ist auch, daß entsprechend wirksame Mineralstoffe und Spurenelemente ergänzend eingesetzt werden, um das Immunsystem zu unterstützen

Tab. 4: Beispiele für Arzneien mit antimykotischer Wirkung und deren Inhaltsstoffe, welche sich in der Praxis bewährt haben.

Name	Inhaltsstoffe	Hersteller
a) *lokal wirkende Antimykotika:* Nystatin®-Reinsubstanz Amphomoronal®-Suspension	Nystatin Amphotericin B	Apothekenzubereitung Squibb
b) *systemisch wirkende Antimykotika:* Sporanox® = Sempera® Fungata® AC-Formula®	Itraconacol Fluconazol Extrakte aus Berberis, Grapefruit, Lavendel, Melaleuka, Thymian	Janssen & Cilag Pharma Pfitzer Pure Encapsulations USA
Formula SF 722®	Undecylensäure	Thorne Research USA
Caprystatin® Kaprycidin A®	div. Fettsäuren, Undecylensäure Fettsäuren, Ca, Zu, Mg	Ecological Formulas USA
Mixtura thymi. comp.	äetherische Öle aus Thymian, Zimt, Teebaum, Myrrhe	Apothekenzubereitung
Albicansan® Mucokehl® Pefrakehl®	Candida albicans D5 Mucor racemusus D5 Candida perapsilosis D5	Sanum Kehlbeck
Borax D3	Natriumtetraborat	
Furfurol D6, D3	Furanaldehyd	Apothekenzubereitung
Para Microcidin®	Zitrussamenextrakt, Flavonoide Ungesättigte Fettsäuren	Nutri Cology USA
Pro Seed	Extrakt aus Grapefruitsamen	

Tab. 5: Therapieschema
Beispiel für eine sechswöchige medikamentöse Therapie

Spez. Antimykotika im wöchentlichen Wechsel		Durchgehend einzunehmen bzw. durchzuführen
1. Wo.:	Nystatin RST	Zink
2. Wo.:	AC-Formula	Selen
3. Wo.:	Furfurol D6	Flax/Borageöl-Kps.
4. Wo.:	AC Formula	Öziehen mit Mixt. Thymi Comp.
5. Wo.:	Furfurol D6	Ab 4. Wo. L.L. Acidophilus
6. Wo.:	Candida Nosode D6	

Unserer Erfahrung nach bewährt sich am Ende einer Therapie die Gabe sogenannter Nosoden. Nosoden sind homöopathische Zubereitungen aus erkranktem Gewebe, krankheitsauslösenden Erregern bzw. Toxinen. Für die Pilztherapie werden entweder die fertigen Nosoden verschiedener Firmen (Staufen-Pharma, Sanum-Reihe usw.) verwendet oder man überläßt dem Apotheker die Herstellung aus dem entsprechenden Antigen. Darüber hinaus bewähren sich auch die Nosoden verschiedener Pilzgifte wie Aflatoxin.

Tab. 6: Bewährte orthomolekulare Substanzen und deren Dosierung

Zink	15–30 mg/d
Selen	200 µg/d
Kalzium	500–1000 mg/d
Magnesium	300–800 mg/d
Vitamin E	200–400 IE/d
Vitamin C	bis mehrere g/d
Vitamin A	10–30 000 IE/d
ungesättigte Fettsäuren, z.T. als kaltgepreßte Pflanzenöle	2–5 g/d
Fructooligosaccharide	2–8 g/d

Tab. 7: Mikrobiologische Therapie
Präparate zur Unterstützung der Darmsymbionten (Beispiele)

Name	Inhalt	Hersteller
L. L. Acidophilus	kuhmilchfreier Acidophilus	Futurebiotics USA
Omniflora	L. acidophilus, L. bifidus, E. coli	Med. Fabrik GmbH & Co, Berlin
Bioflorin	Strept. faec.	Cernitin S. A.
Mutaflor	E. coli	Ardeypharm
Acidobif	L. acidophilus und bifidus	Töpfer
(Pro)symbioflor	E. coli, Streptoc. faec.	Symbio Pharm

Tab. 8: Teezubereitungen, welche als *Heilkräuter* eine antimykotische Therapie unterstützen. Bei der Zubereitung der Kräutertees ist zu beachten, daß diese nur kurz ziehen (max. 1 Minute), damit die äetherischen Öle erhalten bleiben (Ausnahme Lapacho-Tee). Auch Teemischungen entfalten gute Wirkungen.

Zinnkraut	Efeu
Sanikelwurz	Seifenrinde
Eberwurz	Citronella
Blutwurz	Angelika
Thymian	Lapacho

Als Getränk empfehlen wir weitere Kräutertees:
Anserine, Fenchel, Melisse, Johanniskraut, Schafgarbe, Käsepappel, Lindenblüten, Brennessel, Weidenröschen, Waldmeister ... .
Zubereitung: 2 TL Kräuter mit ¼ l kurz aufgekochtem Wasser überbrühen, 1 Minute ziehen lassen und abseihen. In eine Kanne füllen.

Tab. 9: Beispiel für Gewürze, Kräuter und ätherische Öle mit antimykotischer Wirkung

Zimt	Brunnenkresse	Meerrettich
roter Thymian	Kapuzinerkresse	Lauch
Myrrhe	Schwarzkümme	Zwiebel
Teebaum	Knoblauch	Salbei
Ingwer	Bärlauch	Zitronenmelisse
Nelken	Citronella	
Minze	Lavendel	

Ab etwa der Hälfte der voraussichtlichen Therapiedauer bewähren sich auch Präparate, die die natürliche Darmflora unterstützen. Hier finden vor allem natürliche Symbionten (z.B. Acidophiluskeime), deren Stoffwechselprodukte oder -substanzen, die die Regeneration der Darmflora begünstigen, Verwendung. Dieser Teil der Therapie ist insofern wichtig, als dadurch versucht wird, das natürliche Gleichgewicht der Keime wieder herzustellen. Je stärker die natürliche Keimflora ist bzw. wird, desto eher kann sie auch selbst zur Milieubereinigung und damit Pilzelimination beitragen. Auch hier wiederum soll die individuelle Verträglichkeit beachtet bzw. getestete Präparate verwendet werden (siehe Tabelle 7).

Besonderer therapeutischer Hinweis:

Abele hat in vielen Publikationen auf die hervorragende Wirkung der Autourotherapie (Eigenharntherapie) bei Pilzerkrankungen hingewiesen. Unserer Erfahrung nach bestätigt sich dies bei besonderen Situationen. Bedacht werden sollte jedoch, daß eine Eigenharntherapie niemals „verordnet", sondern allenfalls „empfohlen" bzw. der Patient darauf hingewiesen wird. Diese Vorgangsweise hat sich insofern bewährt, als sich der Patient freiwillig zu dieser — in unserem Kulturkreis doch etwas angefeindeten Therapieform — entschließt.

Durch die Autourotherapie lassen sich sowohl lokale Mykosen z.B. der Haut als auch des Darms sowie systemische Mykosen günstig beeinflussen. Die Autourotherapie zielt auf eine Stärkung des Abwehrsystems und erfolgt praktisch nebenwirkungsfrei. Sehr wohl sind auch bei dieser Therapieform z.T. heftige Ausscheidungsreaktionen zu beobachten.

Über Einzelheiten der Durchführung der verschiedenen Formen der Autourotherapie sei auf die entsprechende Literatur verwiesen (siehe Anhang).

4. Entgiftungsmaßnahmen

Ziel einer Pilztherapie ist die Beseitigung von Pilzen. Ist die angewendete Therapie erfolgreich, werden Pilze abgetötet und zerfallen unter Freisetzung von Giftstoffen. Diese Giftstoffe und Zerfallsprodukte müssen so schnell wie möglich vom Körper ausgeschieden werden. Viele Reaktionen während einer Therapie sind — sofern vorher getestete Arzneien verwendet werden — weniger Reaktionen auf Medikamente, als vielmehr Zeichen einer effektiven Therapie. Oft sind aber auch die Ausscheidungsorgane, Darm, Niere, Lunge, Haut Notventile — durch die lange bestehende Pilzbelastung in ihrer Funktion derart beeinträchtigt, daß ein Mißverhältnis besteht zwischen auszuscheidenen Giftstoffen und dem Vermögen der Ausscheidungsorgane, dies zu tun. Auch hier kann die Therapie nach F. X. Mayr eine optimale Unterstützung darstellen (Säuberung!).

Reichliches Trinken

Grundvoraussetzung für ein funktionierendes Stoffwechselsystem ist, daß ausreichend frei verfügbare Flüssigkeit zur Verfügung steht. Der menschliche Körper besteht je nach Alter und Geschlecht aus 60 bis 75 % Wasser. Der Stoffaustausch, vor allem die Ausscheidungsfunktion, sind an die Anwesenheit von Flüssigkeit gebunden.

Wenn wir im Normalfall schon zweieinhalb bis drei Liter Flüssigkeit für den Stoffwechsel benötigen, so kann dieser Bedarf bei Entgiftungsreaktionen noch beträchtlich ansteigen. Günstig ist, wenn man während der Pilztherapie mindestens drei Liter trinkt.

Welche Getränke sind günstig? Am besten ist reines Quellwasser, auch Mineralwasser (mit wenig oder nur natürlicher Kohlensäure) und vor allem kurzgebrühte (blonde) Kräutertees (siehe Teezubereitungen, Tab. 8) sind günstig. Fruchtsäfte, Alkoholika und Bohnenkaffee zählen nicht als Getränk und sind während der Pilztherapie nicht erlaubt.

Entgiftung über den Darm

Nachdem der Verdauungsapparat sowohl Sitz von Pilzen als auch ein Hauptausscheidungsorgan ist, erwarten wir viele Reaktionen in diesem Organsystem. Wir können die Ausscheidungsvorgänge durch mehrere Maßnahmen fördern.

Am einfachsten ist die Durchführung von Einläufen. Mit Hilfe eines Klysos (siehe Abbildung 2, S. 46) kann jeder selbst einfach, rasch und ohne Hilfe weiterer Personen einen Einlauf machen.

Durchführung: In das Waschbecken gibt man gut warmes Wasser (so warm wie es gerade vertragen wird — Wärme löst Verkrampfungen der Darmabschnitte!), hält das Ende mit dem Ventil ins Wasser und pumpt als erstes die Luft heraus. Nachdem das Darmstück etwas mit Creme oder Vaseline eingefettet wurde, wird es vorsichtig in den After eingeführt. Anschließend pumpt man das Wasser in den Enddarm und zwar so

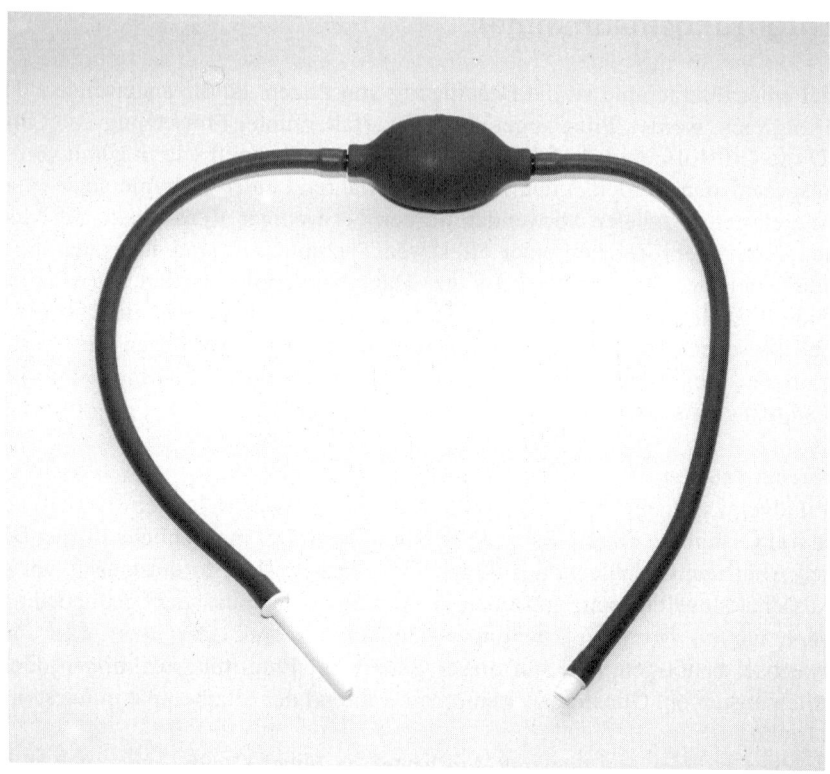

Abb. 2: Der Klyso: Das beste Gerät zur einfachen Selbstdurchführung eines Einlaufes

lange bis ein Völlegefühl auftritt, danach den Klyso herausnehmen und sofort dem Ent-
leerungsdrang nachgeben. Wichtig: Nicht krampfhaft die Stuhlentleerung zurückhal-
ten, nach einer kurzen Pause kann der Vorgang zur Intensivierung wiederholt werden.

Bei allen Entgiftungsreaktionen ist der Einlauf eine leicht handhabbare und
äußerst wirkungsvolle Maßnahme.

Bei der Colonhydrotherapie wird der Dickdarm mehrmals hintereinander durchge-
spült. Als Spülmittel dient wiederum Wasser, das in verschiedenen Temperaturen an-
regend auf die Darmmotorik wirkt. Die Colonhydrotherapie stellt, was die Ausscheidungsfunktion anbelangt, eine Wirkungssteigerung gegenüber dem einfachen Einlauf
dar.

Die manuelle Bauchbehandlung wird vom speziell ausgebildeten Mayr-Arzt
durchgeführt. Dabei werden gezielt die verschiedenen Abschnitte des Verdauungsapparates entsprechend der Notwendigkeit manuell behandelt. Dadurch erfolgt eine An-

regung der Peristaltik und somit der Ausscheidungsfunktion des Darmes. Gleichzeitig erfolgt ein Lösen alter „Schlacken", welche zum Teil fest an den Darmwänden kleben. Durch die ärztliche manuelle Bauchbehandlung wird auch der venöse Abfluß aus dem Bauchraum verbessert sowie die Lymphzirkulation angeregt. Gerade die verbesserte Funktion des Lymphsystems (= Immunsystem) ist bei der (intestinalen) Mykose von entscheidener Bedeutung.

Des weiteren wird die Atemfunktion verbessert und dadurch dem Organismus mehr Sauerstoff zur Verfügung gestellt. Ein Faktor, der den Stoffwechsel jeder Zelle günstig beeinflußt. Außerdem wird durch die gleichzeitige und vor allem manuelle Untersuchung des Verdauungsapparates der Therapiefortschritt kontrolliert oder etwaige (Diät-)Fehler festgestellt. Sie ermöglicht es, zu jedem Zeitpunkt in die Therapie korrigierend einzugreifen und ist unverzichtbarer Bestandteil einer Therapie nach F. X. Mayr.

Die Entgiftung kann außerdem durch viele physiko- und hydrotherapeutische Maßnahmen angeregt bzw. unterstützt werden.

Trockenbürsten der Haut mit einem Waschlappen oder einer Massagebürste fördert die Durchblutung der Haut und damit die Ausscheidungsfunktion derselben. Die gesamte Haut wird über einige Minuten in der Weise gebürstet, daß eine Rötung der Haut eine kräftige Durchblutung anzeigt. Nachfolgendes Wechselduschen (erst warm dann kalt, so wie es vertragen wird) unterstützt außerdem den Kreislauf und verstärkt die Entgiftung über die Haut. Am Morgen praktiziert, ist diese Maßnahme ein echter Muntermacher auch für Morgenmuffel.

Das *„Auslaugebad"* dient dazu, Giftstoffe über die Haut auszuleiten. Dabei werden in gut warmes Badewasser entweder Kräuterzusätze oder einfach Basenpulver oder Natriumcarbonat (Badesoda) gegeben. Das Ergebnis der Entgiftung läßt sich nach dem Bad oft als „Schmutzrand" an der Badewanne erkennen. Am Abend vor dem Schlafengehen genossen, hat es außerdem eine beruhigende Wirkung (siehe Rauch: Natur-Heilbehandlung, S. 39).

Beim *„ansteigenden Fußbad"* läßt man in einen etwas breiteren Eimer, in dem beide Füße bequem Platz finden, langsam warm-heißes Wasser zufließen. Die Temperatur steigt so lange an wie sie gerade noch vertragen wird. In Folge tritt eine angenehme Durchwärmung — nicht nur der Füße — ein, eventuell auch leichte Schweißbildung. Nach ca. 10 Minuten werden die Füße kalt abgeduscht (oder in kaltes Wasser gehalten), trocken frottiert und man zieht warme Wollsocken an (als Schielebad von der Firma Schiele, Hamburg, fertig erhältlich).

Das *Reibesitzbad* für Frauen nach Kuhne bewährt sich bei Beteiligung des Urogenitaltraktes. Es fördert die Ausscheidungsvorgänge über denselben und wirkt außerdem günstig bei hormonellen Problemen.

Technik: Auch dieses Bad darf nur im durchwärmten Zustand genommen werden! Ein Kübel, Schaff oder eine (Plastik-)Kinderwanne wird mit Wasser gefüllt. Die Badende befreit sich von ihrer Beinkleidung und setzt sich auf einen nicht einschneidenden Kübel oder auf ein Brettchen, das sie über Schaff oder Kinderwanne gelegt hat (siehe Abb. 3). Beine und Gesäß bleiben außerhalb des Wassers. Beine und Oberkörper können bekleidet sein, es kann auch eine Decke umgenommen werden; die Badende darf auf keinen Fall frieren! Auch ein Bidet oder ein Plastikeinsatz unter dem Toilettensitz können verwendet werden, nur muß man bei diesen schon während des Bades das Wasser erneuern: Geringe Wassermengen werden zu rasch erwärmt und „verbraucht" (giftig).

Durchführung: Die Badende taucht einen Naturschwamm oder ein altes lockeres Leinentuch in das Wasser und spült damit, möglichst viel Wasser hochnehmend, leicht von unten nach aufwärts streichend, über die äußeren Geschlechtsteile; diese werden ständig bespült, auch sanft hin- und hergewaschen, nicht jedoch kräftig gerieben. Erst wer erfahren hat, worauf es ankommt, darf während des Bades lesen (Studentinnen lernen dabei, weil der Kopf freier und aufnahmefähiger wird). Das Bad wird 1–3mal täglich 15–20–30 Minuten genommen, in schweren akuten Fällen (hohes Fieber) auch öfter und länger, bis 60 Minuten, bei mehrfacher Erneuerung des Wassers. (In vielen verzweifelten Fällen hat dieses Bad, kombiniert mit dem Rumpf-

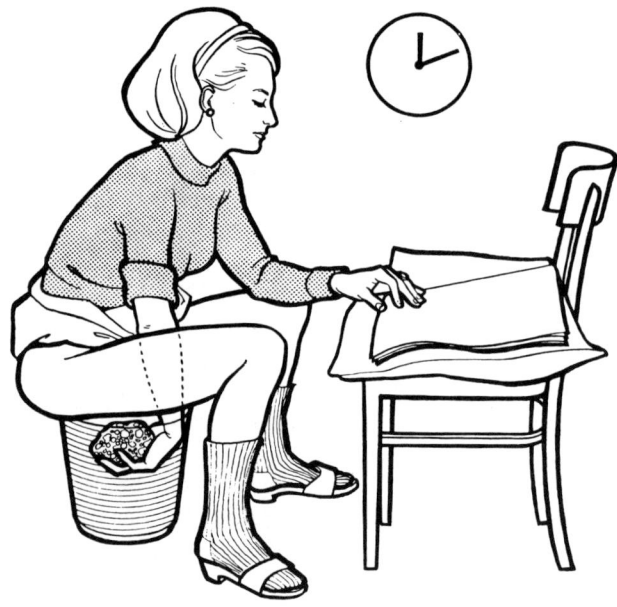

Abb. 3: Reibesitzbad am Kübel

reibebad und anderen Entgiftungsmaßnahmen Kindern und Erwachsenen schon das Leben gerettet.)

Temperatur: Am wirkungsvollsten ist die Wassertemperatur von 12 bis 14°C. Diese wird nicht von allen Frauen sogleich vertragen. Große Kälteempfindlichkeit in der Schamgegend beweist mangelhafte Genitaldurchblutung und -gesundheit. Solche Frauen müssen daher mit einem oft wesentlich wärmeren Wasser, wie sie es eben schon vertragen, beginnen, nehmen es aber allmählich kühler; andere, ständig Verfrorene, Fröstelnde, dürfen zunächst überhaupt nur das heiße Reibebad anwenden, oder sie geben die Füße in mit heißem Wasser gefüllte Gefäße. Es kann auch der mit kühlem Wasser gefüllte Kübel in der mit etwas heißem Wasser gefüllten Badewanne stehen, so daß die Füße im Heißen sind. Das Bad wird nur während der Periodenzeit unterbrochen.

Das *Rumpfreibebad* nach Kuhne wirkt ebenfalls stark entgiftend unter stärkerer Einbindung des gesamten Verdauungsapparates.

Technik des Rumpfreibebades: Nach Originalvorschrift von 1896 wird dieses Bad in einer Sitzbadewanne durchgeführt. Das Wasser soll dem Badenden, der sich angelehnt entspannt in halb sitzender, halb liegender Stellung befindet, bis Nabelhöhe reichen. Der Kopf ist angelehnt, die Knie reichen bis Schulterhöhe. In der heutigen Zeit sind Sitzbadewannen selten geworden. Man kann sich mit einem Waschtrog behelfen, auch Stufenwannen und Normalwannen lassen einfache Notlösungen zu (siehe Abb. 4. In Fällen, die das Bad auf längere Sicht benötigen, ist die Anschaffung einer (Plastik-)Kinderbadewanne, in der sich auch ein Erwachsener gerade noch gut hineinsetzen kann (und die man in die Normalbadewanne stellt) sehr zu empfehlen.

Temperatur: Oberkörper, Beine und Füße dürfen nicht abgekühlt werden. Ein Handtuch um die Schultern gelegt, eine Decke um die Füße oder Wollsocken sorgen

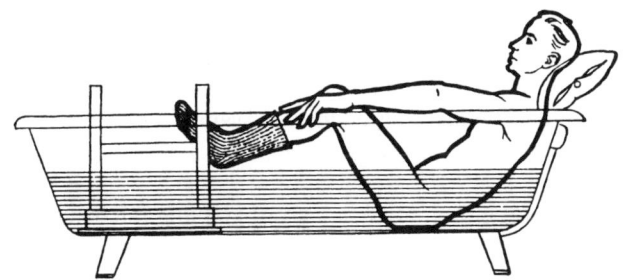

Abb. 4a: Rumpfreibebad in der Badewanne

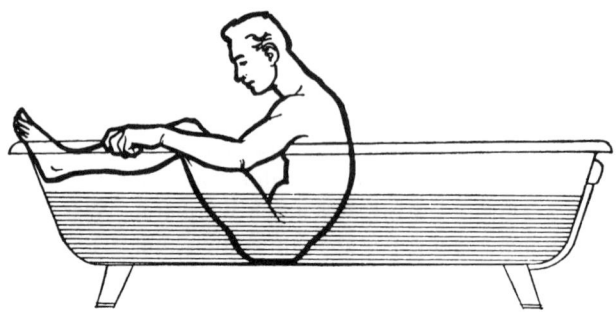

Abb. 4b: Rumpffreibad im Sitzen (Notlösung)

für Warmhaltung. Der Baderaum und der Badende müssen schon vor dem Bad gut durchwärmt sein! Die Wassertemperatur ist individuell zu bemessen. Kuhne empfahl eine Temperatur von 20–28°C und erzielte damit seine hervorragenden Erfolge. Es hat sich aber infolge zunehmender Verweichlichung und Intoxikation gezeigt, daß viele Menschen zumindest bei den ersten Bädern sogar eine noch wärmere Wassertemperatur benötigen; erst mit zunehmender Gesundung und Abhärtung vertragen sie allmählich das empfohlene kühlere Wasser gut. Bei kräftigen Naturen und bei Fieberkranken erweisen sich jedoch die Temperaturen unter 20° C als wirksamer. Dr. A. Rosendorff, der sämtlichen Patienten in seiner ausgedehnten Praxis die Kuhne-Bäder verordnete, empfahl sogar ganz allgemein das 12–14° C warme Wasser. Heute ist es jedoch zweckmäßiger, streng nach individueller Verträglichkeit vorzugehen, anfangs eher noch zu warm als zu kühl, und nur allmählich, bei Kontrolle durch ein Wasserthermometer, die Temperatur zu senken, bis jene individuelle Temperatur erzielt wird, die Höchstwirkung zeigt (Schmerzbeseitigung, Belebung, Aktivierung, Wohlbefinden, gute Laune!).

Badeweise: Man wäscht seinen Unterleib (Rumpf) vom Nabel bis zur Schamgegend abwärts und seitwärts, wobei man mit einem Waschlappen unter Wasser unentwegt hin- und herreibt. Die Leistengegenden bis zum After, die äußeren Geschlechtsteile, insbesondere der Unterbauch, über den in langen Zügen hin- und hergestrichen wird, sollen bearbeitet werden. Dabei muß die Bauchdecke weich und entspannt sein, was durch Anhalten des Atems, währenddessen weiter gerieben wird, noch gefördert werden kann.

Badedauer: Diese soll bis zur allgemeinen Abkühlung reichen und kann daher nur individuell bemessen werden. Wem es bald kühl wird, zu Beginn der Bäder, bei Kindern und bei geschwächten Personen genügen 5–7 Minuten, später, wenn gut vertragen, badet man 10–15 Minuten (bei Verträglichkeit auch wesentlich länger). Nach dem Bad erst wieder essen, wenn Wiedererwärmung eingetreten ist. Das Bad soll nicht nach dem Essen genommen werden.

Wiedererwärmung: Es ist entscheidend, daß nach jedem Bad bald Wiedererwärmung eintritt. Sonnenbad, Gymnastik, sonstige Bewegung, warme Bekleidung oder heißes Duschen der Beine, Wärmeflasche, Trinken eines heißen Kräutertees oder dergleichen sind günstig. Bei regelmäßiger Anwendung wird dem Badenden von selbst, sofort nach dem Bad angenehm warm. Jedes Frösteln nach Badeabschluß muß in intensive Durchwärmung übergeführt werden.

Die Bäder können 1–2(–3)mal täglich genommen werden; bei Fieber auch öfters. In vielen Fällen werden die Rumpffreibäder durch Reibesitzbäder ersetzt oder ergänzt, oftmals (bei fröstelnden Kranken und sogenannten Spastikern) ist vorerst das heiße Rumpffreibad anzuwenden. Häufig wird das Rumpffreibad nach Kurende weiterhin angewendet.

Durchführung:
1. Badewanne (auch Plastikkinderbadewanne) bis Nabelhöhe mit 20–28° C warmem Wasser füllen, Temperaturkontrolle!
2. Uhr in Sichtweite stellen, warme Socken anziehen.
3. In die Wanne setzen, und sofort
4. lebhaft den Unterleib mit Waschlappen reiben bis zur allgemeinen Abkühlung.
5. Abtrocknen, für rasche Wiedererwärmung sorgen!

Vom russischen Arzt Dr. Karach stammt der Hinweis, daß durch „*Ölziehen*" viele Giftstoffe über die Schleimhaut des Mund-Rachen-Raumes ausgeschieden werden können. Wir wissen, daß Pilze auch gerne in der Mundhöhle, der Nase oder den Nasennebenhöhlen wachsen. In solchen Fällen muß die Behandlung des Nasen-Rachenraumes in die Therapie integriert werden. Nachdem der Nachweis, ob Pilze in diesem Gebiet vorhanden sind, nicht immer leicht gelingt (nur durch Abstrich letztlich beweisbar) bewährt es sich, die Behandlung durch einfache, selbst durchzuführende Maßnahmen immer zu ergänzen. Für die Pilzbehandlung wird zu dem von Karach angegebenen kaltgepreßten Sonnenblumenöl eine Mischung starker ätherischer Öle (z. B. mixt. thymi comp.) dazugegeben.

Rp.

Thymianöl	1,5
Zimtöl	1,5
Teebaumöl	1,0
Mandelöl	ad 50,0
mds	mixtura thymi comp.

Diese ätherischen Öle haben eine gute pilztötende Wirkung und durch die Mischung mit dem Öl gelangen diese bis in die feinsten Schleimhautnischen der Mundhöhle.

Durchführung: Am besten morgens (oder auch mehrmals täglich) wird 1 TL kaltgepreßtes Öl (Sonnenblumen- oder Distelöl) mit einigen Tropfen (bis zu einem 1/4 TL) ätherischem Öl vermischt und in den Mund genommen. Das Öl wird nun für 10– 15 Minuten im Mund hin- und herbewegt, durch die Zahnzwischenräume gezogen, bis das Öl weiß-schaumig wird (Anregung der Speichelproduktion). Danach wird das Gemisch ins WC gespuckt! Nicht schlucken! Zur Behandlung von Nase und Nasennebenhöhlen verwendet man Inhalationen von pilzwirksamen Arzneien. Es gibt fertige Nystatinlösungen zur Inhalation oder man verwendet wieder die oben erwähnten ätherischen Öle. Außerdem ist die nasale Reflextherapie nach Krack sehr wirksam. Dabei werden ätherische Öle über einen Watteträger (Wattestäbchen) in die Nasengänge eingebracht und jeweils ca. 1–2 Minuten belassen. Die Reinigung der Nase und Nasennebenhöhlen ist am unmittelbaren Niesen, anfänglich verstärkter Sekretion bzw. Freiwerden der lange verstopften Nase erkennbar. Die Behandlung der Nase bzw. Nasennebenhöhlen und des Rachenraumes ist unbedingt notwendig, um allenfalls mögliche Reinfektionen zu verhindern. Es kommt nämlich bei alleiniger Therapie des aboralen Teils des Verdauungsapparates zur neuerlichen Pilzbesiedelung aus verschlucktem Nasensekret.

Selbstverständlich gibt es viele Arzneien, die die Ausscheidungs- und Entgiftungsfunktion des Organismus positiv unterstützen. Die letztendliche Verabreichung bleibt dem behandelnden Arzt überlassen, der je nach Klinik und individueller Notwendigkeit und Verträglichkeit (AK-Test) die beste Arznei auswählt. Bewährt haben sich in erster Linie homöopathische Einzel- und/oder Komplexmittel, Phytotherapeutika und dergleichen zur Verbesserung der Funktion von Darm, Niere und Lymphe.

Wie beuge ich einer Pilzinfektion vor?

Ernährung als aktive Gesundheitsvorsorge

Im Zuge jeder Pilzbehandlung stellt der Patient die Frage, ob seine Pilzerkrankung wiederkommen kann. Unisono die Antwort: „Das hängt von Ihrem Verhalten ab!"

Durch keine Maßnahme wird es uns gelingen, Pilze von ihrem natürlichen, naturgemäßen Platz zu eliminieren. Darum geht es auch nicht — das ist nicht Ziel einer Pilzbehandlung. Vielmehr ist es Ziel, die Menschen zu einer Neuorientierung ihrer Lebens- und Ernährungsweise zu führen. Pilze sind, wie mehrfach betont, immer nur Symptom, nie Ursache. Die Ursache, daß Pilze Krankheitscharakter erlangen konnten, liegt — sehen wir von intensivmedizinischen Notfallpatienten ab — meist in einer falschen, krankmachenden und vor allem nicht der Individualität des Menschen entsprechenden Lebensführung. Dies gilt es zu ändern. Hierbei ist die Pilztherapie der erste einschneidende Schritt dazu!

„Wir können uns durch das tägliche Essen krank machen oder auch stark und gesund erhalten." (Paracelsus)

Durch entsprechende Aufklärung und Information wird die anfängliche Sorge und Frage „Was kann ich dann noch essen?" rasch beantwortet. Die in diesem Buch beschriebenen Speisen lassen erkennen, daß eine „Diät" auch schmackhaft und abwechslungsreich sein kann. Überhaupt ist uns dies ein besonderes Anliegen! Wenn nämlich das, was wir an gesunden Speisen empfehlen, nicht mindestens gleich gut schmeckt als das Bisherige, wird niemand gewillt sein, sich gesund zu ernähren. Außerdem müssen die Speisen gut bekömmlich sein. Ein Umstand, der in manchen Bereichen ein Umdenken in Auswahl und Zubereitung der Speisen erfordert. Durch geeignete — im Rezeptteil beschriebene — Küchentechnik lassen sich die Speisen schonend, werterhaltend und bekömmlich zubereiten, so daß sie vom Verdauungsapparat auch vollständig verarbeitet werden können.

„Eine gesunde Ernährung ist immer eine individuelle Ernährung."

Unser Anliegen ist es, daß jeder erkennt, wo seine Grenzen in der eigenen Leistungsfähigkeit des Verdauungsapparates sind. Der eigene Körper bestimmt nämlich durch die Verarbeitung der Lebensmittel, ob und wie sie in uns wirken. Die Pflege der Eßkultur steht an oberster Stelle der gesunderhaltenden Maßnahmen, für die jeder selbst verantwortlich ist! Nicht nur belastende Lebensmittel und einseitige Ernährung führen zu gesundheitlichen Schäden, sondern auch Gewohnheiten, die F. X. Mayr als die „Kardinalfehler der Ernährung" genannt hat (s. Seite 33). Diese sind für die Entwicklung chronischer Erkrankungen sogar höher zu bewerten als alle andere Faktoren.

Eine der Aufgaben des Verdauungsapparates ist es, die aufgenommenen Lebensmittel so zu be- und verarbeiten, daß sie vom Organismus aufgenommen werden können und somit für den Stoffwechsel zur Verfügung stehen. Dabei muß beachtet werden, daß der menschliche Organismus auf seine Individualität größten Wert legt. Dies zeigt sich vor allem im Bereich der Eiweißverdauung: Jeder Mensch hat sein eigenes Eiweiß und toleriert nur dieses; andere Eiweißstrukturen werden durch unser Immunsystem erkannt und abgewehrt. Grundsätzlich ist es richtig, daß wir möglichst natürliche bzw. naturbelassene Lebensmittel zu uns nehmen sollen. Aber — und dies ist besonders wichtig — wir müssen sie so verarbeiten können, daß diese Lebensmittel uns auch zugute kommen können! Lebensmittel sollen nicht nur Nährstoffe bringen, sondern auch „lebendig" sein. Die Aufgabe des Verdauungsapparates ist es nun, sie dieser „Lebendigkeit" (entspricht der Individualität des Lebensmittels) zu entkleiden, damit unser menschlicher Organismus sich davon ernähren kann. Ist der Verdauungsapparat aufgrund vorübergehender Leistungsminderung (tageszeitliche Schwankungen), gesundheitlicher Belastung (Rekonvaleszenz) oder Überforderung durch ein Überangebot an Nahrungsmitteln nicht in der Lage, die Nahrungsmittel vollständig und somit ordnungsgemäß zu verdauen, so wird das *Zuviel* durch Gärung oder Fäulnisprozesse abgebaut. Damit ist der Beginn einer intestinalen Autointoxikation gegeben, auf deren Boden sich leicht eine Pilzerkrankung entwickeln kann.

Dies zu verhindern ist Aufgabe einer gesunden Ernährungs- und Lebensweise!

Mit Beginn einer Pilztherapie wird auch der Tagesablauf neu oder zumindest anders strukturiert. Es werden die tageszeitlichen und individuellen Leistungsunterschiede berücksichtigt und Wert auf die Pflege der Eßkultur gelegt. Durch das eigene Erleben dieser positiven Wirkung soll jeder motiviert werden, diese Rhythmen verstärkt zu beachten. Durch solche einfachen Rhythmen wird nämlich ein Großteil der Regulationsvorgänge unseres Organismus gesteuert. Diese Regulationsvorgänge haben auch entscheidenden Einfluß auf die Gesunderhaltung unseres Körpers, nicht nur im physischen, sondern auch im geistig-seelischen Bereich. Vor allem auch die Reinigungs-, Entgiftungs- und Regenerationsvorgänge unterliegen diesen Rhythmen und wirken unterstützend auf das Immunsystem, welches bei Pilzbelastungen entscheidend miteinbezogen ist. Durch regelmäßiges Entgiften verhindert man, daß *zuviel* Stoffwechselschlacken im Körper liegen bleiben und die Abwehrmechanismen blockieren. Regelmäßiges Fasten (in individuell abgestufter Form) ist unabdingbare Notwendigkeit für die Gesunderhaltung. Bis vor wenigen Jahren oder Jahrzehnten war dies auch noch eine absolute Selbstverständlichkeit. Wenn das Fasten auch kirchlich geboten war, hatte es hervorragende gesunderhaltende Wirkung für jedermann. Seit dem Wegfall dieser natürlichen Reinigungsfunktion des Stoffwechsels können wir eine deutliche Zunahme von Erkrankungen registrieren, die mit einer Verschlackung einhergehen. Der menschliche Organismus wird mehr und mehr zu einem Zwischen- und Endlager verbrauchter Stoffe, die den Körper nicht mehr verlassen können.

Bei der Auswahl der einzelnen Lebensmittel werden neben der individuellen Verträglichkeiten selbstverständlich die Vorlieben jedes einzelnen berücksichtigt. Naturbelassene, biologisch wertvolle Lebensmittel und solche aus artgerechter Tierhaltung werden bevorzugt verwendet. Anstelle von häufigem Genuß von tierischem Eiweiß (Fleisch, Fisch und Käse) werden öfter Getreidespeisen gegessen, wobei feinstgemahlenes Getreide möglichst frisch verarbeitet werden sollte. Fleisch und Fisch wird immer mit Gemüse bzw. Kartoffeln kombiniert. Hochwertige kaltgepreßte Pflanzenöle werden anstelle von tierischen Fetten bzw. Billigspeiseölen verwendet (siehe Richtlinien des Säure-Basen-Haushaltes).

Wenn wir im Zuge einer Pilztherapie die Zusammenhänge verständlich machen, fällt der zeitweilige Verzicht einzelner Lebensmittel nicht mehr schwer. Die langfristige Abkehr von raffinierten Kohlenhydraten (Zucker, Weißmehl) wird durch die entsprechende Information fast zur Selbstverständlichkeit. Durch die Pilztherapie erlangt der Organismus eine natürliche Sensibilität für Dinge, die ihm gut tun bzw. ihn schwächen. So erkennt der „Patient" rasch die Problematik des raffinierten Zuckers und seine Auswirkungen auf den Organismus körperlich und seelisch. Er lernt in der Folge, sich das Leben durch andere Dinge zu versüßen. Allerdings wäre — und dies muß betont werden — ein Fanatismus bei Ernährungsregimen mit einer Fülle von Verboten fehl am Platz.

Der Organismus hat im Normalfall eine Reihe von Kompensationsmechanismen. Diese wieder zu stärken ist Ziel der Behandlung. Wenn im Anschluß an eine abgeschlossene Pilztherapie die beschriebenen Grundsätze von Eßkultur und Auswahl der Lebensmittel Anwendung finden, so ist durchaus ein „Ausrutscher" vertretbar. Dann aber mit Genuß und nicht mit schlechtem Gewissen und Vorwürfen, etwas Falsches getan zu haben. Wir wissen um die Zusammenhänge und handeln danach. Auch im Bewußtsein, daß von einem einmaligen „süßen Genuß" noch kein Pilz wächst. Auch hier ist es erst das *zu viel* und *zu oft*, das den Boden für Pilze bereitet.

Der mit diesen Informationen in die Eigenverantwortung entlassene „Pilzpatient" wird sein Leben derart gestalten, daß es zu keiner wiederholten Erkrankung kommt!

Allgemein gesundheitserhaltende Maßnahmen zur Vorbeugung gegenüber Pilzerkrankungen

Neben der Ernährung gibt es zahlreiche Faktoren, die Einfluß auf die Gesundheit haben. Es können hier nur einige besonders wichtige Einflüsse behandelt werden, was nicht bedeutet, daß andere Faktoren für die Gesundheit des einzelnen unbedeutend sind.

Eine besondere Rolle spielt das **Immunsystem**. Auch hier ist wieder die Ernährung zu nennen, die die notwendigen Mineralstoffe, Spurenelemente und Vitamine für die Immunfunktionen liefert. Vielfach wird es mit der Ernährung alleine aber nicht mehr gelingen, alle notwendigen Stoffe zuzuführen, so daß eine medikamentöse Supplementierung (orthomolekulare Medizin) erfolgen kann. Mineralstoffe, Spurenelemente und Vitamine werden vom erfahrenen Arzt entsprechend vorher durchzuführender Tests (Laboruntersuchung, Applied Kinesiology-Test) individuell verabreicht. Außerdem lassen sich mit einfachen — für jeden leicht durchzuführenden — Maßnahmen die Abwehrfunktionen unterstützen. Hierzu zählen in erster Linie eine vernünftige Bewegung (nicht sportiver Freizeitstreß!!), Sauna, Kneippen etc.

Zusätzlich können vom behandelnden Arzt naturheilkundliche Therapiemaßnahmen angewendet werden, wie sie auf Seite 29 beschrieben wurden.

Hygiene

Hygienische Maßnahmen gehören sowohl zur Behandlung einer Pilzerkrankung als auch zur Prophylaxe vor Reinfektionen. Dies betrifft nicht nur die tägliche Körperpflege, sondern auch die partnerschaftliche Intimpflege sowie den Mund- und Zahnbereich. Gerade der Zahnbereich erfordert intensive Reinigung und Pflege, nicht nur aus Gründen eines möglichen Pilzbefalls. Allerdings sollte bei Pilzbefall die Zahnbürste öfter gewechselt werden. Prothesenträger achten darauf, daß die Reinigungslösung auch gegen Pilzbefall gerichtet sein muß. Das Ölziehen kann über einen längeren Zeitraum die Reinigungs- und Entgifungsfunktionen unterstützen.

Schwermetalle

Schwermetalle, allen voran Quecksilber, Blei und Kadmium, belasten den Organismus auf unterschiedlichste Weise. Das Immunsystem, der Säure-Basen-Haushalt, die Darmflora, die hormonelle Balance sind nur exemplarisch genannt, wo es zu Störungen durch Schwermetalle kommt. Schwermetalle sind einige der wichtigsten Belastungsfaktoren, welche den Boden für eine Pilzbelastung bereiten können. Im Zuge einer Pilztherapie muß daher immer eine eventuell vorhandene Schwermetallbelastung erkannt und individuell behandelt werden.

Quecksilber ist Bestandteil von Amalgamfüllungen, die bei kariösen Zahndefekten verwendet werden. Eine Belastung mit Quecksilber kommt zu 90% von den Zahnfüllungen und nur zu ca. 10% über quecksilberhaltige Nahrungsmittel (Fisch). Quecksilber wird durch ständigen Abrieb beim Kauen in den Körper aufgenommen und blockiert so viele Körperfunktionen. Daher steigt auch der Gehalt an Quecksilber im Organismus mit der Anzahl und Oberfläche der Amalgamfüllungen.

Bei Quecksilberbelastungen sollte im Idealfall einerseits die Entfernung der Amalgamfüllungen aus dem Zahnbereich erfolgen sowie eine Ausschwemmung aus den Körperdepots. Diese erfolgt mit sogenannten Chelatbildnern, welche Quecksilber und andere Schwermetalle binden und ausscheiden. Gleichzeitig werden notwendige Mineralstoffe, allen voran Zink und Selen, dem Körper zugeführt.

Langfristig ist eine Mund- und Zahnhygiene anzustreben, bei der keine Karies entstehen kann. Alte bestehende Zahndefekte werden mit individuell verträglichen Materialien versorgt.

Blei ist leider durch die industrielle Nutzung zu einem ubiquitären Umweltgift geworden. Bis vor wenigen Jahren wurde es noch als Beimengung in Kraftstoffen verwendet, außerdem als Rohmaterial für Wasserleitungsrohre, Farben, Düngemittel, Schädlingsbekämpfungsmittel usw. und gelangt so auch heute noch über die Atmungs- und Nahrungskette in den menschlichen Organismus. Kinder sind durch die höhere Aufnahme in die Lunge mehr gefährdet als Erwachsene. Bleibelastungen wirken sich ähnlich aus wie die von Quecksilber, hinzu kommt die Anreicherung in den Knochen.

Cadmium finden wir vor allem im Zigarettenrauch, aber auch in Farben, Düngemitteln und Batterien. Auch beim Cadmium steht die Blockierung von Stoffwechselvorgängen im Vordergrund, die zu umfangreichen Beschwerden führen können.

Bei allen Arten von Schwermetallbelastungen gilt, daß diese in erster Linie als chronische Belastung die Wegbereiter von Immunschwächen sind. Über diesen Mechanismus haben sie indirekt Anteil an Pilzerkrankungen. Zusätzlich sind Pilze Speicher für Schwermetalle, allem voran Quecksilber (vielleicht sind einige „Pilzsymptome" eigentlich Symptome begleitender Schwermetallbelastungen!).

Therapeutisch gilt bei Verdacht auf Schwermetallbelastungen das gleiche Vorgehen wie bei Quecksilber beschrieben wurde — Messen der Körperdepots und gegebenenfalls Ausschwemmen bei gleichzeitiger Mineralstoffsubstitution.

Die Reduktion bestehender Schwermetallbelastungen gehört heute zu den wichtigsten präventivmedizinischen Maßnahmen.

Psychische Faktoren können an der Entstehung jeder Erkrankung, so auch bei der Pilzerkrankung, mitbeteiligt sein. Vielfach ist es ein emotionaler Streß, der uns bis ins Körperliche erschüttert, der vor allem, wenn er länger anhält, zum entscheidenden Faktor werden kann. Denken wir nur an die Überforderung von Kindern in der Schule oder später am Arbeitsplatz, Mißstimmung unter Kollegen, Probleme mit Vorgesetzten etc. Wir wissen heute um die unmittelbare Beeinflußbarkeit des Immunsystems durch die Psyche, so daß sich in der Medizin ein eigenes Fachgebiet etabliert hat, die Psychoimmunologie.

In der deutschen Sprache finden wir diese Zusammenhänge in unzähligen Sprichwörtern, wie „Ich bin sauer", oder „Ich habe die Nase voll von dir" bzw. „ Ich kann den/die ... nicht mehr riechen!".

Diese Sätze drücken körperliche Beschwerden durch emotionalen Streß aus. Und noch ein Faktor ist hier zu erwähnen.

In der Natur wachsen Pilze auf absterbendem Material. Ihre Aufgabe ist es, absterbendes bzw. abgestorbenes organisches Gewebe abzubauen, damit neues Leben entstehen kann.

Wir sollten daher versuchen, emotional Absterbendes, Abstumpfendes in allen Bereichen des Lebens zu vermeiden, auch wenn es oft nicht leicht fällt. Der Patient muß sich seinem psychischen Problem stellen und ein positives Denken entwickeln.

Die Mykose ist ein Aufruf der besonderen Art, sein Leben zu verändern. Weg vom Degenerierten, Absterbenden, hin zum aktiv positiven Denken unter Berücksichtigung seiner naturgemäßen Individualität.

Wir haben es in der heutigen Zeit vermehrt mit Umweltbelastungen zu tun.

1. Schadstoffe in der Luft
2. Chemikalien in Putzmitteln, Kosmetika, Waschmitteln usw.
3. Wohngifte wie Holzschutzmittel, Formaldehyd, Kleber, Insektizide ...
4. Pestizide in Gemüse, Getreide, Obst, Salat, Tee ...
5. Zusatzstoffe in Form von Farbstoffen, Konservierungs-, Verdickungs-, Veredelungs- und Haltbarmachungsmitteln in Lebensmitteln

Daher ist es besonders wichtig, die Lebensmittel als Grundlage einer gesunden Ernährung möglichst naturbelassen und unbehandelt – aus biologischem Anbau und artgerechter Tierhaltung – zu besorgen!

Durchführung der individuellen Anti-Pilz-Diät – Grundsätzliches

Wir beginnen mit einer strengen Diät, bei der vorerst vollständig auf Lebensmittel mit kurzkettigen Kohlenhydraten verzichtet wird.

Es werden anfänglich hauptsächlich Kartoffel- und Gemüsegerichte empfohlen, erst später langsam auch wieder abwechselnd kohlenhydrathaltige Speisen.

Bei der Küchentechnik wird besonders darauf geachtet, daß alle Garmethoden vermieden werden, die Speisen schwer verdaulich machen. Schonende Garmethoden, wie Dünsten oder Dämpfen, Braten in Folie und das Binden von Suppen und Saucen mit Gemüse wird im Rezeptteil beschrieben. Der Auswahl von wertvollen Nahrungsmitteln in bestmöglicher Harmonie wird größte Bedeutung geschenkt.

Wichtig: Individuelle Lebensmittelunverträglichkeiten müssen erkannt und berücksichtigt werden. Unserer Erfahrung nach sind bei Pilzbelastung häufig Hefe, Kuhmilchprodukte und Weizen unverträglich. Daher finden Sie im Rezeptteil hauptsächlich Speisen ohne diese Nahrungsmittel, wobei Kuhmilchprodukte durch Schafsmilchprodukte, ungesüßte Hafer- oder Reismilch und bei Verträglichkeit durch Sojamilch ersetzt werden können.

Statt Butter kann die Pflanzenmargarine Alsan-S oder möglichst pflanzliche ungehärtete Vollölmargarine verwendet werden.

Nach erfolgreicher Therapie werden oft diese anfänglich unverträglichen Nahrungsmittel — wenn auch nach unterschiedlicher Karenz — wieder gut vertragen. Es ist also wichtig, eine Allergenkarenz zu betreiben, um den Schoneffekt und dadurch die Heilwirkung zu erzielen.

Sollten die genannten Unverträglichkeiten wegfallen, kann bei sämtlichen Rezepten Sahne anstatt der angeführten Schafsmilch und Butter anstatt Alsan-Margarine verwendet werden. Die Rezepte bleiben gleich. Ein Ausgleich im Säure-Basen-Haushalt erfolgt gemäß den Überlegungen, welche auf Seite 14 beschrieben sind.

Der Wechsel der einzelnen Diätstufen, welche normalerweise 7–10 Tage durchgeführt werden, entscheidet der behandelnde Arzt nach individuellem Therapiefortschritt.

Die Anti-Pilz-Diät auf einen Blick

Stufe 1:
Monotonie als entscheidender Heilfaktor, Ausgleich von Säuren und Basen

Stufe 2:
Rotation von Getreidespeisen, einmal täglich eine Getreidemahlzeit

Stufe 3:
Rotation von Getreidespeisen, zweimal täglich eine Getreidemahlzeit

---

Stufe 4:
Übergang zur Alltagskost
Anti-Pilz-Gerichte zur gelegentlichen Erweiterung

Nahrungsmitteltabelle
Stufe 1

Sehr empfehlenswert:
Wasser, kohlensäurearmes Mineralwasser
verschiedene Kräutertees, Basenbrühe — Gemüsebrühe

Schafsjoghurt, milder Schafsquark und Schafskäse
Schafsmilch, Stutenmilch oder Ziegenmilch, ungesüßte Hafer- oder Reismilch
ungezuckerte Sojamilch, sofern verträglich

Vorerst wird auf alle Kuhmilchprodukte verzichtet!

Alsan-S Pflanzenmargarine oder möglichst pflanzliche ungehärtete Vollölmargarine
Jede Form von kaltgepreßten Ölen (vorzugsweise Leinöl)

Kartoffel, Karotte, Aubergine, Zucchini, Pastinake, Petersilienwurzel, Fenchelknolle, Kürbis, Spinat, Champignon, rote und gelbe Rübe, Tomate (bescheiden), Avocado

Tofu, Sonnenblumenkerne, Mandeln, alle frischen Kräuter wie Thymian, Rosmarin, Majoran, Basilikum (auch in Öl eingelegt), Meersalz oder Steinsalz, Zimt

Eier, mageres Kalb oder Geflügel, Rinderschinken, Lammfleisch, magere Salz- und Süßwasserfische

Wichtig:
Sollte vom Arzt keine Milchunverträglichkeit festgestellt werden, so kann Butter und Sahne verwendet werden. In diesem Fall wird die Alsan-S Margarine und die Schafsmilch bei den Rezepturen ausgetauscht..
Weitere Kuhmilchprodukte können dann schrittweise wieder eingebaut werden.

Bei Stufe 1 gibt es noch keine Dinkelfladen oder Sauerteigbrot, damit wird erst bei Stufe 2 begonnen.

Vorerst unbedingt meiden:
Brot und Gebäck, Getreideprodukte, Weißmehl, Stärke, Grieß, Salate und Rohkost in jeder Form, Konservenprodukte, jede Form von Obst und Obstsäften, Zitronen, Früchte, Trockenfrüchte, Marmeladen, Zucker in jeder Form, Ahornsirup, Obstdicksäfte, Traubenzucker, Honig, Süßungsmittel jeder Art, Wein, Bier, Spirituosen, Limonaden, Colagetränke, Milchmixgetränke, Kartoffelfertigprodukte, Fertigsuppen, Ketchup und Sojasauce mit Zuckerzusatz, Balsamicoessig, Schweinefleisch und alle Produkte davon.

Nahrungsmitteltabelle
Stufe 2

Es gilt die Tabelle der Stufe 1 mit empfohlenen und nicht empfohlenen Nahrungsmitteln. Rotationsweise gibt es den Kartoffeltag, Hirsetag, Maistag, Buchweizentag und Reistag (siehe Rezeptteil).

Zusätzlich erlaubte Nahrungsmittel:
Dinkelgetreide zum Frühstück (Fladen oder Sauerteigbrot)

Hirse, Quinoa, Buchweizen, Reis, Mais (bei guter Verträglichkeit), Zwiebeln, Knoblauch, Lauch, Bärlauch, Artischocke, Spargel, alle Pilze wie Steinpilze, Pfifferlinge, Morcheln, Shitaki, Austernpilze, Wildfleisch, Rindfleisch, milde Käsesorten

Weiterhin auf die nicht empfohlenen Nahrungsmittel der Stufe 1 achten!

Nahrungsmitteltabelle
Stufe 3

Es gilt die Nahrungsmitteltabelle der Stufe 1 und 2

Zusätzlich erlaubt sind:
Leichte Blattsalate
Joghurtdressing, Apfelessig

Gemüse: Gurke, Paprikaschote, Radieschen, Rettich, alle Kohlgemüsesorten (Wirsing, Kohl, Kraut, Brokkoli, Blumenkohl), Hülsenfrüchte

Getreide: Dinkel, Hafer, Gerste, Roggen bzw. draus gefertigte Speisen (Vollwertnudeln)

Nüsse

Weiterhin auf die nicht empfohlenen Nahrungsmittel der Stufe 1 achten!

Nahrungsmitteltabelle
Stufe 4

Bei Stufe 4 gibt es eine Erweiterung des Angebotes der Stufen 1–3 mit verschiedenen Müslis, Getreidebreien, Suppen und weiteren Anti-Pilz-Gerichten

Erlaubt:
säuerlicher Apfel, Zitrone

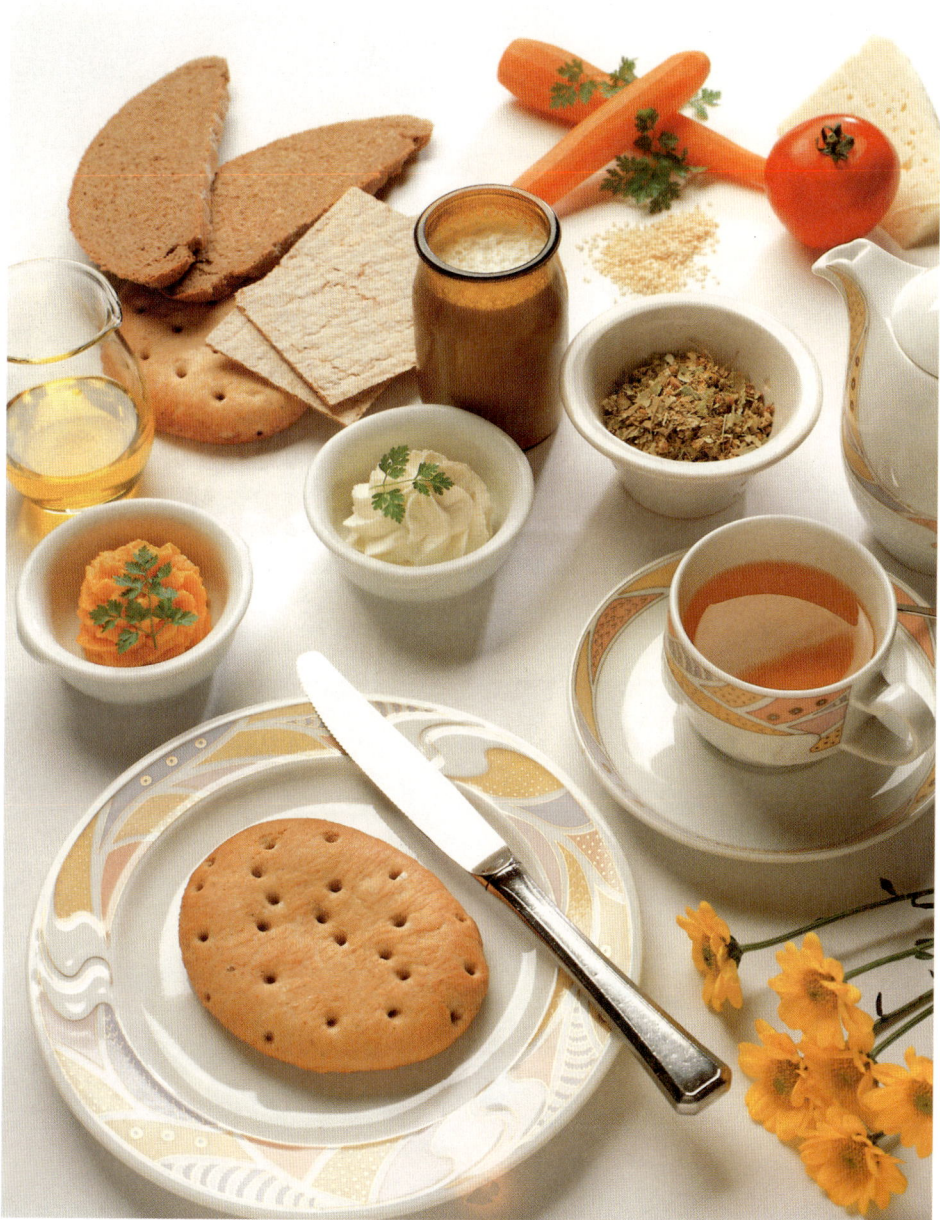

Abb. 5: Dinkelfladen (s. S. 134) / Dinkel-Sauerteigbrot / Knäckebrot ohne Hefe / Schafsquarkaufstrich (s. S. 73) / Tofu-Karottenaufstrich (s. S. 73) / Schafsjoghurt / Schafskäse / kaltgepreßtes Öl / Kräutertee

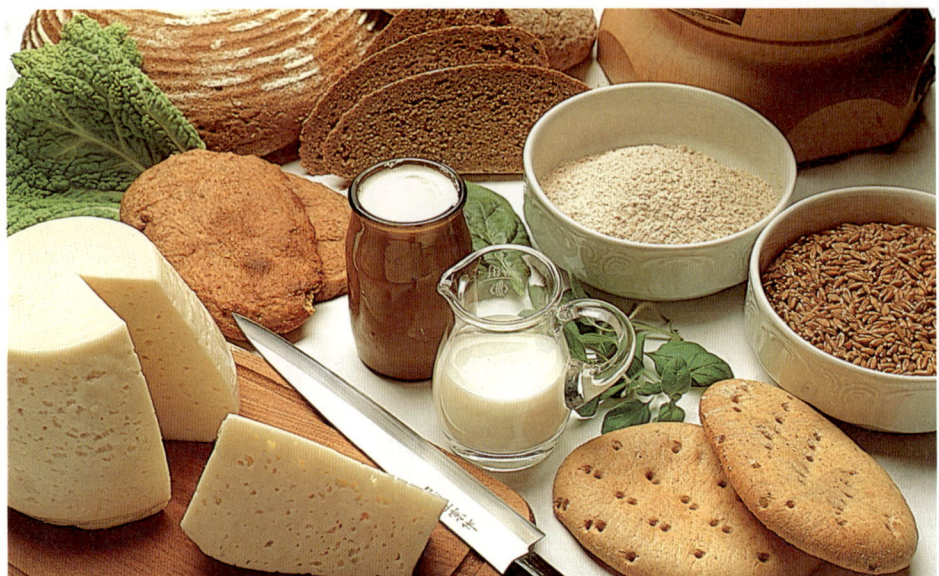

Abb. 6: Candida-Sauerteigbrot (s. S. 135) / Brotfladen ohne Hefe (s. S. 132) / feingemahlener Dinkel /
Schafskäse / Schafsjoghurt / Schafsmilch

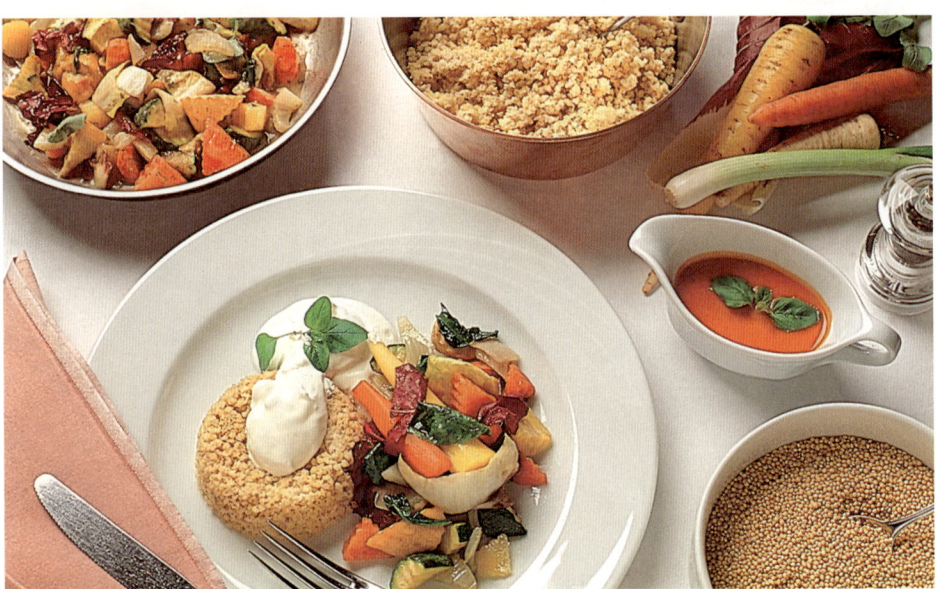

Abb. 7: Hirsotto mit Gemüsegulasch (s. S. 108) / Tomaten-Basensauce (s. S. 81 und 123)

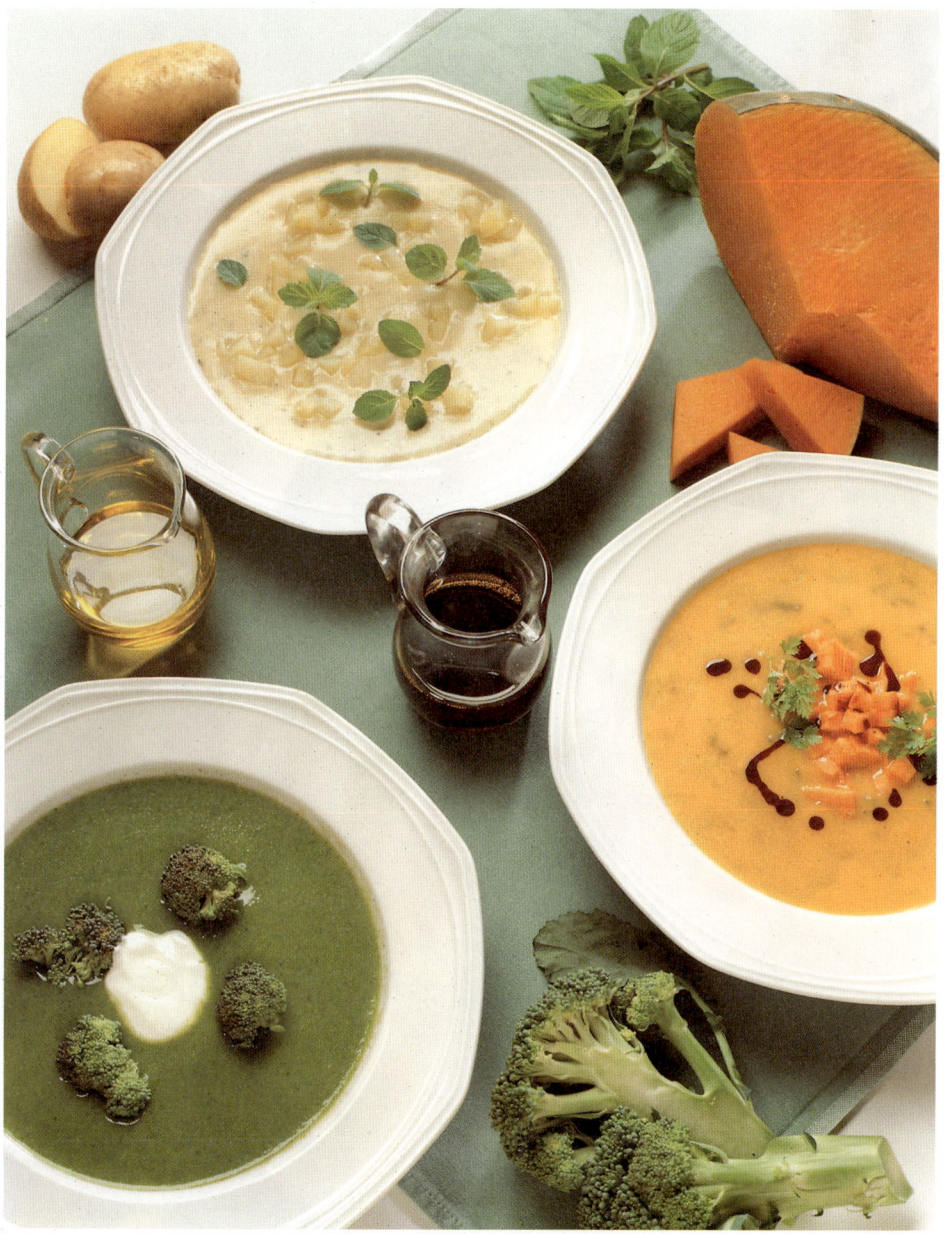

Abb. 8: Brokkoli-Basensuppe / Kürbis-Basensuppe (s. S. 79) / Sellerie-Basensuppe (s. S. 78) / kaltgepreßtes Olivenöl und Kürbis-Kernöl

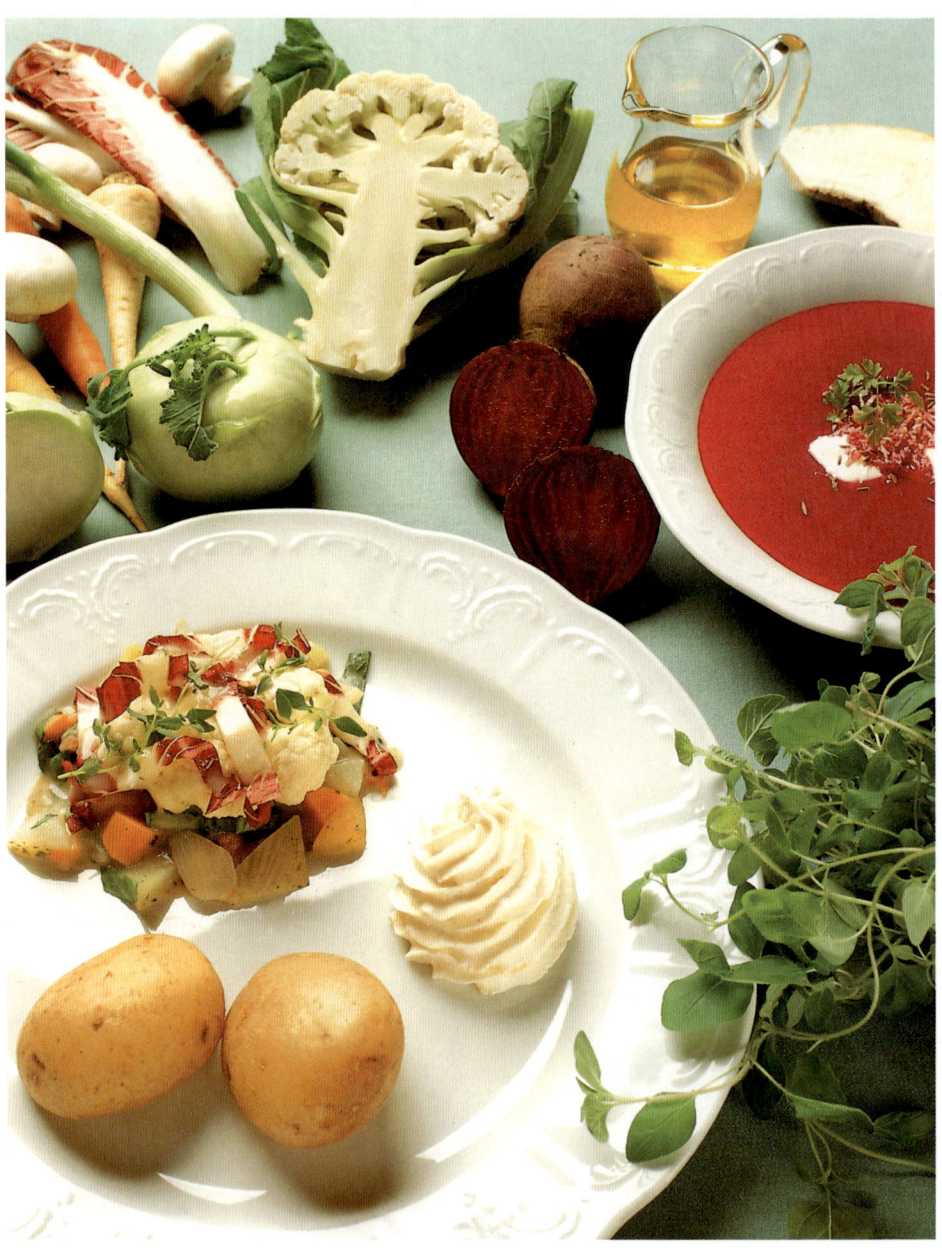

Abb. 9: Rote Rüben-Suppe (s. S. 79) / kaltgepreßtes Sonnenblumenöl / Pellkartoffeln mit Schafsquark und Gemüseragout (s. S. 84)

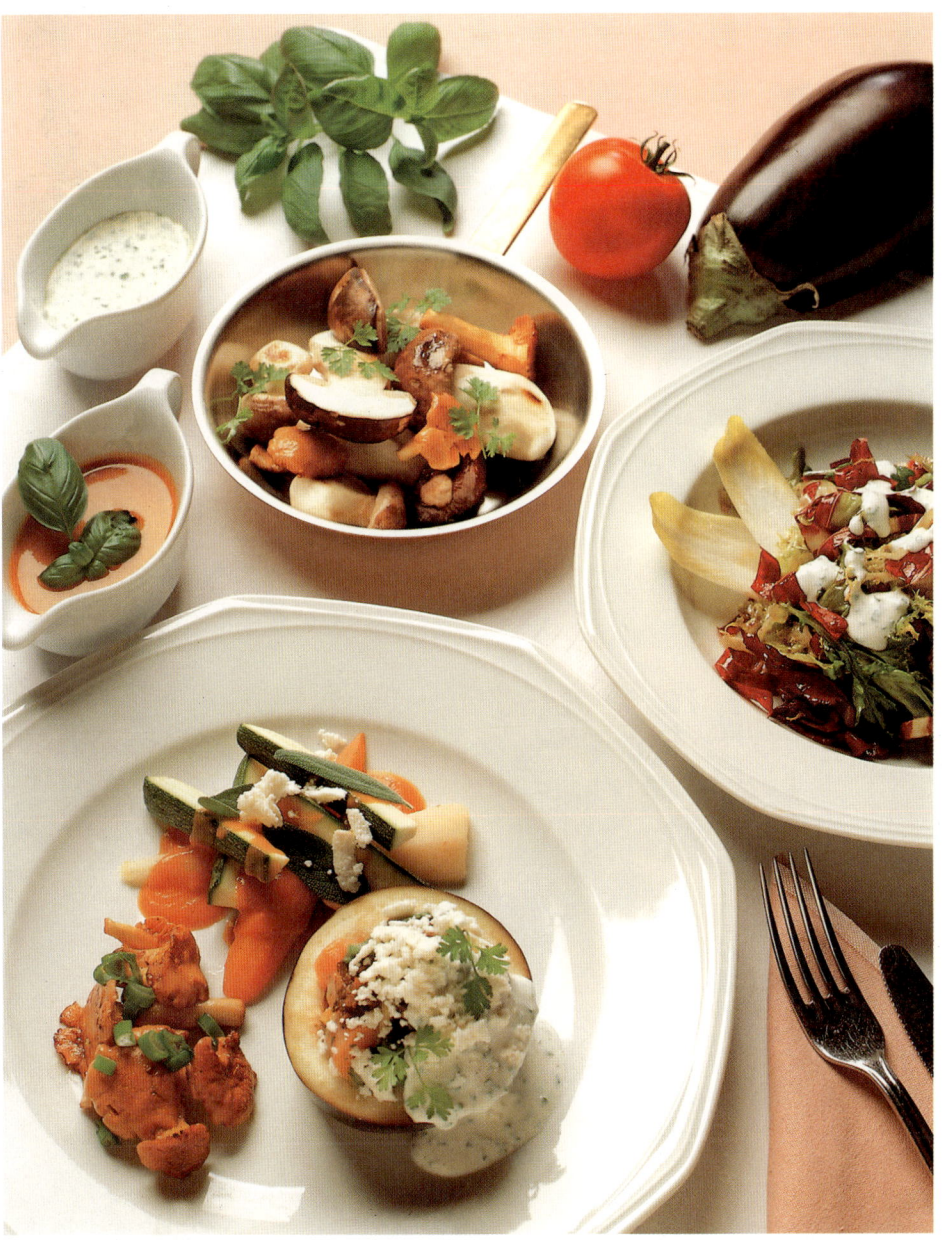

Abb. 10: Salatteller / gebratene Auberginenscheibe mit Schafskäse (s. S. 85) / Gemüse und Steinpilze (s. S. 115, unter Gemüse) / Tomatensauce / Kräutersauce

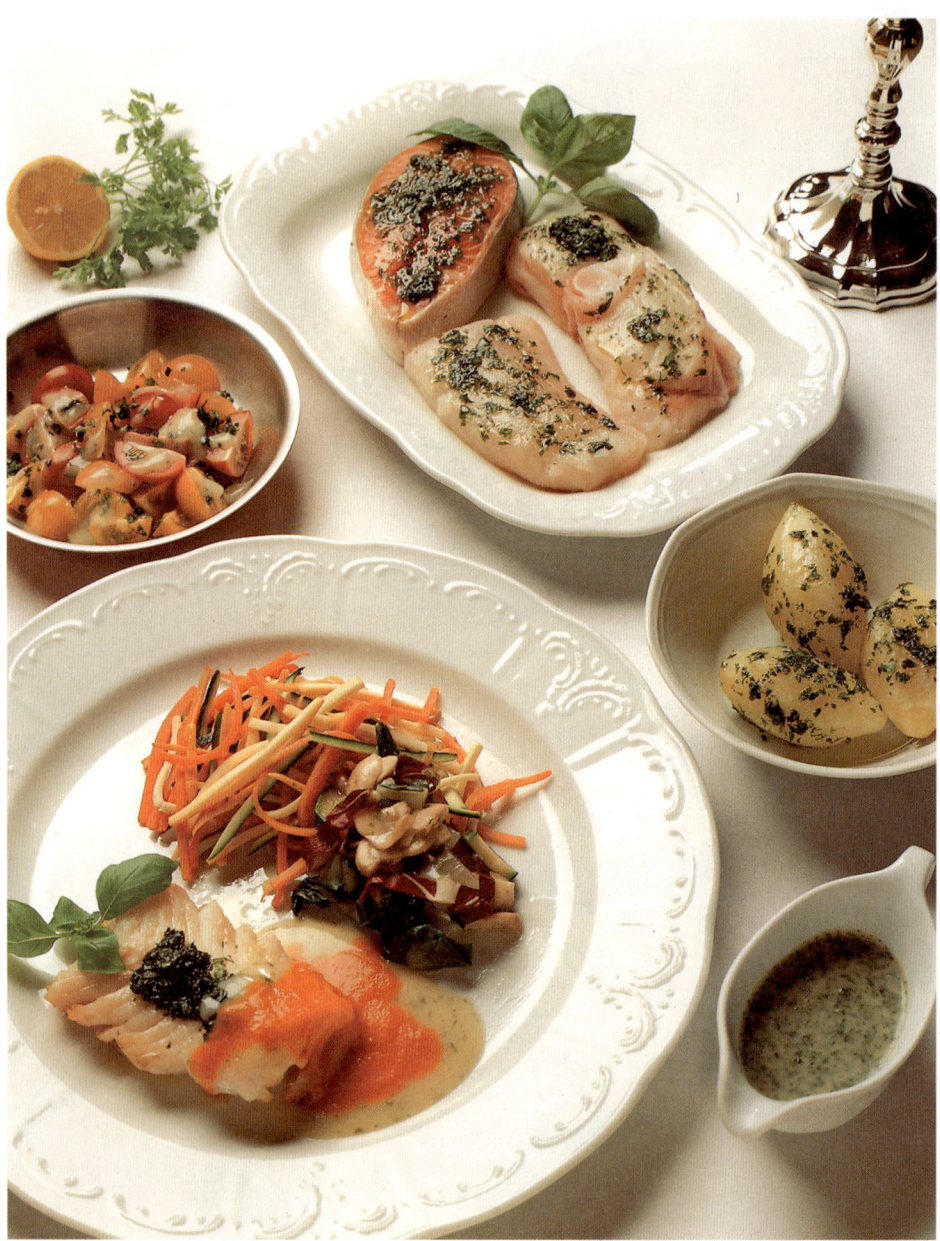

Abb. 11: Gegrilltes Zanderfilet mit Gemüsenudeln (s. S. 86) / Lachsforellenfilet (s. S. 87) / Basilikum-Pesto (s. S. 82) / Basilikum-Basensauce / Seeteufel / Kerbel-Dampfkartoffeln / Tomatengemüse

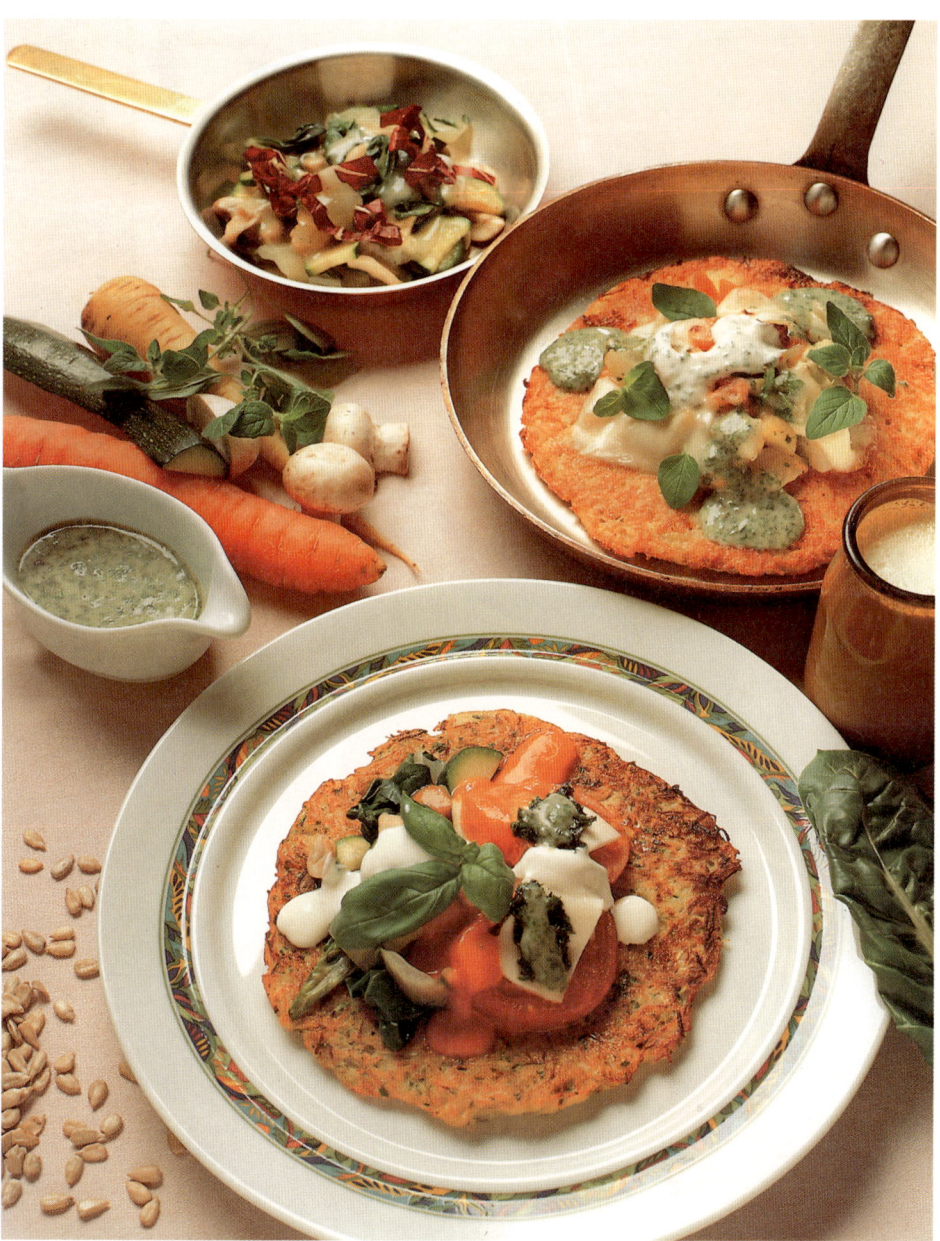

Abb. 12: Kartoffelpuffer mit Zucchini-Gemüse (s. S. 85) / Schafsjoghurt / Schafskäse / Basilikumsauce /
Kartoffelpizza mit Auberginenragout (s. S. 104)

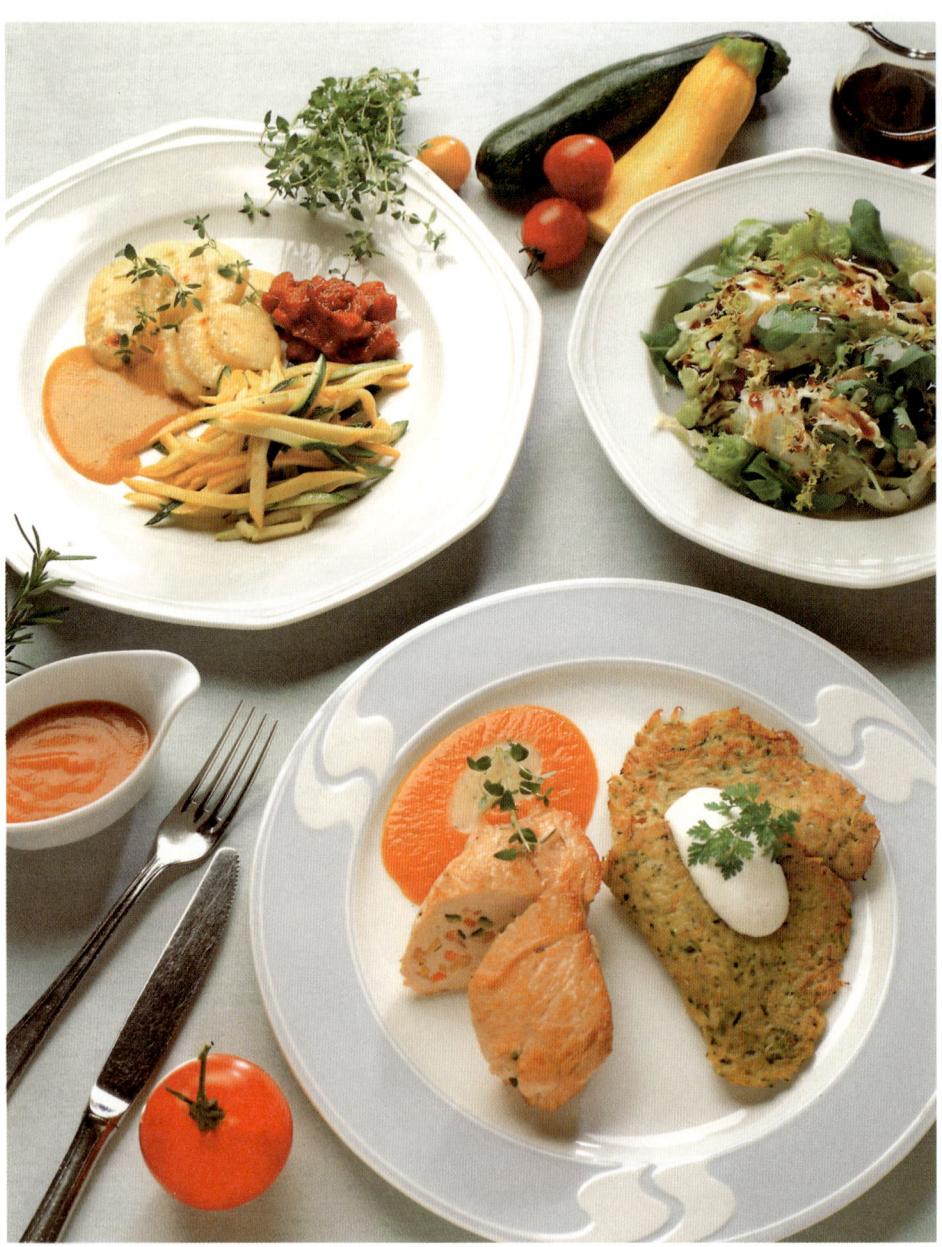

Abb. 13: Hühnerbrüstchen (s. S. 126) / Tomaten-Basensauce / frisch geriebenes Gemüseschnitzel (s. S. 102) / Blattsalat / gebratene Zucchinischeiben mit Tomaten / Basensauce / Gemüsenudeln

Vorschläge
Speisepläne
Rezepte

Vorschläge für den Speiseplan
Anti-Pilz-Diät Stufe 1

Wichtig:
Die Kartoffeln mit ihren leicht verdaulichen Kohlenhydraten sind das wichtigste Grundnahrungsmittel. Sie werden mit verschiedenen Gemüsen kombiniert.

Frühstück:
Zur Auswahl stehen verschiedene Aufstriche, die mit frisch gedämpften Pellkartoffeln gegessen werden.

Als Frühstücksgetränk gibt es verschiedene Kräutertees, die nicht gesüßt werden dürfen. Vorschläge finden Sie in dem nachfolgenden Muster-Speiseplan.

Aufstriche:
Schafsquarkaufstrich
Tofu-Karottenaufstrich
Sesamaufstrich
Forellenaufstrich
Mandelaufstrich
Avocadoaufstrich

Eieromelett mit Frischkräutern

Bei Stufe 2 können die gleichen Aufstriche mit Dinkelfladen oder -brot gegessen werden!

Getränke:
Als Getränk werden das Basengetränk (s. S. 77) und die verschiedenen Kräutertees empfohlen. Auf ausreichendes Trinken achten!

Mittagessen:
Empfehlenswert sind die Basensuppen
und Gemüsegerichte mit Kartoffeln:
Fenchel-Basensuppe
Kartoffel-Basensuppe
Sellerie-Basensuppe
Rote-Rüben-Basensuppe
Kürbis-Basensuppe
Karotten-Basensuppe

Gemüsegerichte:
Zucchini mit Kartoffeln
Tofuschnitzel mit Karotten
Fenchel mit Kartoffeln
Kartoffelbrei mit Zimt
Kartoffelstock mit Karotten
Pellkartoffeln mit Margarine
Gebratene Auberginenscheiben mit Basilikum
Gebratene Zucchinischeiben mit Tomaten
Kartoffelpuffer

Gemüsetortilla mit Schafskäse
Gegrilltes Zanderfilet mit Gemüsenudeln
Lachsforellenfilet mit Basilikumsauce und Gemüse

Diese Gerichte können untereinander beliebig gewählt oder ausgetauscht werden!
Zweimal pro Woche kann Fisch, mageres Huhn oder Kalb gegessen werden!
Als Getränk tagsüber Fenchel-Basenbrühe.

Abendessen:
Das Abendessen sollte bescheiden sein!
Zur Auswahl stehen sämtliche Basensuppen bzw. Gemüsesuppen
und Aufstriche (s. S. 73–75) mit Scheiben von Pellkartoffeln.

Wichtig: Die Kartoffeln sollten von bester Qualität und aus biologischem Anbau sein. Eine rauhe Schalenhaut läßt erkennen, ob es sich um mehlige Kartoffeln handelt. Diese sollten immer – gut gebürstet – mit der Schale im Kocheinsatz gedämpft werden. Danach erst pellen und in dicke Scheiben schneiden.

Muster-Speiseplan
Anti-Pilz-Diät Stufe 1

1. Tag:

Frühstück
1 Kanne Anserinen- oder Zinnkraut-Kräutertee (s. S. 43)
Scheiben von einer warmen mittleren Pellkartoffel (s. S. 84)
Schafsquarkaufstrich (s. S. 73)

Mittagessen
Kartoffelsuppe (s. S. 78)
Zucchini mit Kartoffeln (s. S. 83)

Abendessen
1 Kanne Anserinen-Kräutertee (s. S. 43)
Scheiben von warmen Pellkartoffeln
mit Schafsquarkaufstrich (s. S. 73)

2. Tag:

Frühstück
1 Kanne Fenchel- oder Thymian-Kräutertee (s. S. 43)
Scheiben von einer warmen mittleren Pellkartoffel
Tofu-Karottenaufstrich (s. S. 73)

Mittagessen
Fenchel-Basensuppe (s. S. 80)
Tofuschnitzel mit Karotten (s. S. 83)

Abendessen
1 Kanne Fenchel-Kräutertee oder Efeu-Tee
Scheiben von warmen Pellkartoffeln
mit Tofu-Karottenaufstrich (s. S. 73)

3. Tag:

Frühstück
1 Kanne Melissen- oder Blutwurz-Kräutertee (s. S. 43)
Scheiben von einer warmen mittleren Pellkartoffel
Sesamaufstrich (s. S. 73)

Mittagessen
Selleriesuppe (s. S. 78)
Fenchel mit Kartoffeln (s. S. 83)

Abendessen
Melissen- oder Eberwurz-Kräutertee (s. S. 43)
Scheiben von warmen Pellkartoffeln
mit Sesamaufstrich

4. Tag:

Frühstück
1 Kanne Johanniskraut- oder Citronella-Tee (s. S. 43)
Scheiben von einer warmen mittleren Pellkartoffel
Avocadoaufstrich (s. S. 75)

Mittagessen
Kürbissuppe (s. S. 79)
gegrilltes Zanderfilet mit Gemüsenudeln (s. S. 86)

Abendessen
1 Kanne Johanniskraut- oder Senikelwurz-Tee (s. S. 43)
Scheiben von warmen Pellkartoffeln
mit Avocadoaufstrich

5. Tag:

Frühstück
1 Kanne Honigklee- oder Angelika-Tee (s. S. 43)
Scheiben von einer warmen mittleren Pellkartoffel
Forellenaufstrich (s. S. 74)

Mittagessen
Rote-Rüben-Suppe (s. S. 79)
gebratene Auberginenscheiben mit Basilikum (s. S. 85)

Abendessen
1 Kanne Honigklee- oder Lapacho-Tee (s. S. 43)
Scheiben von warmen Pellkartoffeln
Forellenaufstrich

6. Tag:

Frühstück
1 Kanne Schafgarben- oder Efeu-Tee (s. S. 43)
Scheiben von einer warmen mittleren Pellkartoffel
Mandelaufstrich (s. S. 74)

Mittagessen
Kürbissuppe (s. S. 79)
Kartoffelstock mit Karotten (s. S. 84)

Abendessen
1 Kanne Schafgarben- oder Seifenrinden-Tee (s. S. 43)
Scheiben von warmen Pellkartoffeln
mit Mandelaufstrich (s. S. 74)

7. Tag:

Frühstück
1 Kanne Käsepappel- oder Zinnkraut-Tee
Scheiben von einer warmen mittleren Pellkartoffel
Schafsquarkaufstrich (s. S. 73)

Mittagessen
Karottensuppe (s. S. 80)
Pellkartoffeln mit Alsan-S-Margarine

Abendessen
1 Kanne Käsepappel-Kräutertee oder Angelika-Tee (s. S. 43)
Scheiben von einer mittleren Pellkartoffel
mit Schafsquarkaufstrich

Rezepte für die Anti-Pilz-Diät Stufe 1

Schafsquarkaufstrich

für 2 Personen

Zutaten:
250 g Schafsquark
6 EL Schafs- oder Sojamilch
2 EL kaltgepreßtes Sonnenblumenöl
1 TL Kümmel, gemahlen
1 TL frische Thymianblätter
Meersalz

Zubereitung:
Alle Zutaten miteinander vermischen.

Zutaten:
250 g Schafsquark
6 EL Schafs- oder Sojamilch/Reis- oder Hafermilch
2 EL kaltgepreßtes Leinöl
1 TL frischer Kerbel, kleingeschnitten
Meersalz

Zubereitung:
Alle Zutaten miteinander vermischen. Zur Abwechslung kann man kaltgepreßtes Nußöl, Mandelöl, Kürbiskernöl und frische Kräuter wie Basilikum, Sauerampfer oder Dill zum Aufstrich geben.

Tofu-Karottenaufstrich

für 2 Personen

Zutaten:
100 g Tofu (Sojaquark)
100 g geschälte Karotten
1 TL Leinöl, kaltgepreßt
1 EL Sesam geschält und fein gemixt
2 EL Schafsmilch oder Sojamilch
Meersalz, frisches Basilikum

Zubereitung:
Die Karotten in Scheiben schneiden und weichdämpfen, dann im Mixer mit Tofu, Öl und Schafsmilch pürieren. Mit Sesam, Meersalz und Basilikum abschmecken.

Sesamaufstrich

für 2 Personen

Zutaten:
4 EL Sesam, ungeschält, in der Kaffeemühle gemixt
2 EL Sesamöl
100 g Karotten, gedämpft
wenig Steinsalz

Zubereitung:
Karotten mit Sesam und Sesamöl im Mixer pürieren. Es kann auch Sesam mit Öl allein gemixt werden. Zum Untermischen eignet sich jedes pürierte Gemüse oder Dampfkartoffeln.

Forellenaufstrich

für 2 Personen

Zutaten:
150 g mild geräucherte Forellenfilets
ca. 50 g gekochte Kartoffel (oder Sellerie), geschält
ca. 1/8 l Schafs- oder Sojamilch
1 TL frischgeschnittene Thymianblätter

Zubereitung:
Die Forellenfilets im Mixer mit Kartof-
feln und soviel Milch mixen, daß ein
nicht zu fester Aufstrich entsteht. Mit
Thymianblättern abschmecken. (Der
Aufstrich kann auch zur Hälfte mit
Thunfisch gemischt werden!)

Mandelaufstrich

für 2 Personen

Zutaten:
100 g geschälte Mandeln
ca. 6 EL Schafs- oder Sojamilch
eine Prise Zimt

Zubereitung:
Mandeln mit Milch und Zimt im Mixer
oder in einer elektrischen Kaffeemühle
pürieren und mit Milch vermischen.

Tip: Anstatt Sojamilch kann auch ungezuckerte Reismilch oder Hafermilch verwendet werden. Im Reformhaus erhältlich. Anstatt Alsan-S-Margarine kann man
auch andere, möglichst ungehärtete Vollöl-Pflanzenmargarine nehmen.

Kraftaufstriche:

Avocadoaufstrich

für 2 Personen

Zutaten:
eine halbe gut reife, d. h. weiche
Avocadofrucht
50 g Schafsquark, notfalls sehr milden
Schafskäse, feingerieben
1 TL frische feingehackte Kräuter,
evtl. in Öl eingelegt
geeignet sind: Kerbel, Oregano,
Basilikum oder Kresse
Meersalz

Zubereitung:
Avocado waschen, halbieren und durch-
drehen, den Kern entfernen. Das Frucht-
fleisch mit einem Löffel herausschaben.
Entweder mit einer Gabel zerdrücken
oder im Mixer mit dem Schafsquark und
den Frischkräutern pürieren. Wenig salzen.

Sesam-Leinölaufstrich

für 2 Personen

Zutaten:
4 EL Sesamsamen, geschält (trocken in
einer Kaffeemühle zu einer dicken Paste
mixen)
100 g Schafsquark oder milden
Schafskäse
1 EL gutes kaltgepreßtes Leinöl
Meersalz

Zubereitung:
Den Schafsquark in einer Schüssel mit
der Gabel fein zerdrücken und mit allen
anderen Zutaten gut vermischen. Es soll
ein glatter Aufstrich entstehen.

Tip:
Man kann auch zur Hälfte ungeschälten
Sesam dazugeben.

Eieromelett

mit frischem Thymian und Gemüsewürfelchen
für 2 Personen

Zutaten:
4 Freiland-Eier (oder 8 Wachteleier)
10 g Alsan-S-Margarine
50 g kleingeschnittene und gedämpfte
Gemüsewürfelchen
1 Zweig frischer Thymian, kleingeschnitten
Meersalz oder Steinsalz
4 EL Schafs- oder Sojamilch

Zubereitung:
Die Eier mit Schafs- oder Sojamilch,
Salz und frischem Thymian verrühren.
Margarine in einer Pfanne schmelzen
lassen, die Eier und die Gemüsewürfelchen dazugeben, alles verrühren und wie
ein Omelett zusammenschlagen.

Frühstücksrührei

1 Hühnerei oder 2 Wachteleier mit 2 EL
Schafs- oder Sojamilch verrühren und in
einer Pfanne mit 10 g Alsan-S-Margarine einlaufen lassen. Verrühren und
stocken lassen.

Als Einlage: Frisch gehackte Kräuter,
Schafskäse oder wenig Rinderschinken.

Wichtig: Da auch Hühnereier manchmal zu Unverträglichkeiten führen können,
wird bei den folgenden Rezepten darauf hingewiesen, woduch man sie eventuell
ersetzen kann.

Basengetränk-Gemüsebrühe *

Frisch zubereitet wird die Brühe als Getränk tagsüber genossen. Der zweite Aufguß sollte zum Ansetzen der Basensuppen verwendet werden. Das Gemüse sollte aus biologischem Anbau stammen. Es kann auch kleingeschnitten und eingefroren werden.

Zutaten:
3 l Wasser
500–700 g Gemüse, je nach Jahreszeit
z. B. Karotten, Sellerie, Petersilienwurzel, Fenchel, Stangensellerie, gelbe Rüben etc.

4 Wacholderbeeren, 2 Lorbeerblätter
frisches Liebstöckel oder Selleriegrün
ganz wenig Steinsalz

Zubereitung:
Das Wurzelgemüse mit einer Bürste unter fließendem Wasser sehr gut reinigen, evtl. schälen. Das Gemüse in kleine Stücke schneiden und mit kaltem Wasser aufsetzen.
Ca. 25 Minuten mehr ziehen als kochen lassen. Danach durchseihen und evtl. mit etwas pflanzlichem Gemüsebouillonwürfel (ohne Hefe und Geschmacksverstärker) abschmecken.

Fenchel-Basenbrühe

Zutaten:
1 l Wasser
300 g Fenchelknolle
2 Lorbeerblätter, frische Kräuter wie Thymian, Majoran und Liebstöckel eventuell eine Prise Meersalz

Zubereitung:
Fenchel kleinschneiden, mit Wasser auffüllen und 30 Min. köcheln lassen. Nach 25 Min. die frischen Kräuter und Lorbeerblätter zugeben. Noch weitere 5 Min. ziehen lassen, die Brühe abseihen, evtl. etwas salzen und als Basengetränk servieren.

---

* *Mayr*, Peter: Leicht bekömmliche biologische Küche. Karl F. Haug Verlag, Heidelberg 1994.

Wichtig: Bei allen folgenden Rezepten wird als Aufguß die Gemüsebrühe verwendet. Notfalls kann man aber auch Wasser mit pflanzlicher Streuwürze – ohne Hefe und Geschmacksverstärker – verwenden.

Kartoffelsuppe

für 2 Personen

Zutaten:
1 l Gemüsebrühe oder Wasser
350 g mehlige Kartoffeln, geschält
10 g Alsan-S-Margarine
1 kleiner Bund Liebstöckel
1/16 l Schafsmilch
frisch geriebene Muskatnuß, Meersalz

Zubereitung:
Kartoffeln kleinschneiden, Margarine in einer Kasserolle schmelzen lassen und Kartoffelstücke mit kleingeschnittenem Liebstöckel darin anschwitzen. Mit Gemüsebrühe aufgießen, salzen und weichkochen lassen. Danach mit Schafsmilch vermengen und mit dem Mixstab pürieren.

Tip:
Anstatt Liebstöckel kann man auch andere Frischkräuter verwenden, die am besten in Öl eingelegt haltbar gemacht werden. Sie sind auch im Handel erhältlich. Zum Schluß dazugeben.

Selleriesuppe

für 2 Personen

Zutaten:
1 l Gemüsebrühe oder Wasser
je 180 g Kartoffeln und Stangensellerie
15 g Alsan-S-Margarine
2 EL kleingeschnittenes Selleriegrün
etwas Muskatnuß und Meersalz
1/16 l Schafsmilch

Zubereitung:
Kartoffeln und Sellerie kleinschneiden. Margarine in einer Kasserolle schmelzen lassen, Kartoffeln und Sellerie darin anschwitzen, salzen und mit Gemüsebrühe (s. S. 77) auffüllen.
Ca. 20 Min. weichkochen lassen. Danach mit Schafsmilch im Mixglas pürieren und gut abschmecken. Mit Selleriegrün garnieren.

Tip: Bei Verwendung von Wasser statt Gemüsebrühe würzt man mit etwas pflanzlicher Streuwürze ohne Hefe und Geschmacksverstärker nach.

Kürbissuppe

für 2 Personen

Zutaten:
1 l Gemüsebrühe (s. S. 77) oder Wasser
180 g geschälten Muskat-Speisekürbis
180 g mehlige Kartoffeln, geschält
15 g Alsan-S-Margarine
1 kleiner Bund Ruccola oder Kerbel
Meersalz, Muskatnuß
1/16 l Schafsmilch

Zubereitung:
Kartoffeln und Kürbis kleinschneiden und in einer Kasserolle mit Margarine anschwitzen. Mit Gemüsebrühe auffüllen, salzen und weichkochen lassen. Vom Herd nehmen, Schafsmilch, Ruccola und frisch geriebene Muskatnuß zugeben. Mit dem Mixstab pürieren.
Anrichten und eventuell mit Schafsjoghurt und Kerbel garnieren.

Rote-Rüben-Suppe

für 2 Personen

Zutaten:
1 l Gemüsebrühe (s. S. 77) oder Wasser
200 g Rote Rüben
150 g mehlige Kartoffeln
etwas gemahlener Kümmel, Meersalz
ein paar Tropfen Zitronensaft
1 TL frisch geriebener Meerrettich
15 g Alsan-S-Margarine

Zubereitung:
Damit die Suppe eine schöne rote Farbe bekommt, müssen die Roten Rüben zuerst mit der Schale weichgedämpft oder gekocht werden.
Kartoffeln schälen und in kleine Stücke schneiden. In einer Kasserolle mit Margarine anschwitzen, salzen und mit Gemüsebrühe aufgießen. Weichkochen lassen. In der Zwischenzeit die Roten Rüben schälen, kleinschneiden und mit den fertigen Kartoffeln mittels Mixstab pürieren. Mit Kümmel, Meerrettich und Zitronensaft gut abschmecken.
Anrichten und mit Schafsjoghurt und Meerrettich garnieren.

Karottensuppe oder Gelbe-Rüben-Suppe

für 2 Personen

Zutaten:
1 l Gemüsebrühe (s. S. 77) oder Wasser
350 g Karotten oder gelbe Rüben
15 g Alsan-S-Margarine
1/16 l Schafsmilch oder Sojamilch
Meersalz, Muskatnuß
1 TL Basilikum, in Öl eingelegt

Zubereitung:
Die Karotten schälen und in Scheiben schneiden. In einer Kasserolle mit Margarine anschwitzen, salzen und mit Gemüsebrühe auffüllen. Weichkochen lassen, Schafsmilch und Basilikum dazugeben und mit dem Mixstab pürieren. Mit Salz und Muskat abschmecken.

Fenchel-Basensuppe

für 2 Personen

Zutaten:
1 l Gemüsebrühe (s. S. 77) oder Wasser
350 g Fenchelknolle, geputzt mit Grün
15 g Alsan-S-Margarine
1/16 l Schafsmilch oder Sojamilch
Meersalz, Zitronensaft

Zubereitung:
Feingeschnittenen Fenchel in einer Kasserolle mit Margarine anschwitzen, salzen und mit Gemüsebrühe auffüllen. Weichkochen lassen und mit der Schafsmilch fein mixen bzw. pürieren. Mit wenig Zitronensaft abschmecken.
Anrichten und evtl. mit Schafsjoghurt und Fenchelgrün garnieren.

Kräuter-Basensauce Stufe 1
Grundrezept
siehe auch Basensauce S. 123, Stufe 2 und 3

Zutaten:

100 g mehlige Kartoffeln, geschält
ca. 1/4 l Gemüsebrühe oder Wasser,
verrührt mit etwas Gemüsebouillonwürfel (ohne Hefe)
1 Bund bzw. 2 TL von den feingeschnittenen Kräutern, welche der
Sauce den Namen geben (z. B. Basilikum, Majoran, Thymian, Oregano,
Rosmarin, Minze usw.) oder
1 TL Frischkräuter, in Öl eingelegt je
nach Rezept (diese kann man selber
mixen und einlegen oder fertig kau-
fen)
etwas Meersalz und frisch geriebene
Muskatnuß
2–3 EL Schafsmilch oder Sojamilch
10 g Alsan-S-Margarine

Zubereitung:

Die Kartoffeln kleinschneiden und in
einer Kasserolle mit Margarine anschwitzen. Mit Gemüsebrühe aufgießen, salzen und weichkochen lassen.
Die Schafsmilch und die Frischkräuter nach Wahl dazugeben und mit
dem Mixstab pürieren. Mit Muskatnuß abschmecken.
Reicht man die Basensauce zu Fisch,
so paßt Basilikum gut dazu. In diesem
Fall gibt man den abgelaufenen Fisch-
saft zur Basensauce dazu, um diese
geschmacklich zu verbessern. Das-
selbe gilt für Fleischgerichte.

Wichtig: Die Kräuter-Basensauce wird im Rezeptteil immer wieder zum Binden von Gemüse oder zum Strecken von Eintöpfen oder Getreidegerichten verwendet. Sie paßt sowohl zu fleischlosen Gerichten, wie auch zu Fisch oder
Fleischgerichten – ist besonders schmackhaft und leicht verdaulich.

Die wichtigsten Kräuter,
frisch oder kleingeschnitten, in Öl eingelegt:

Basilikum: zu Fisch, Tomaten und Gemüse
Rosmarin: zu Huhn und Kalb
Majoran: zu Rind und Gemüse
Thymian: zu Lamm und Gemüse

Weitere Beispiele für Gewürze und Kräuter, welche aufgrund ihrer antimykotischen Wirkung bei der Zubereitung von Speisen reichliche Verwendung finden sollen, sind in Tabelle 9 (s. S. 44) zu ermitteln.

Sehr schnell kann man ein **Basilikum-Pesto** selber machen, indem man frische Basilikumblätter mit kaltgepreßtem Olivenöl und wenig Salz in einem Mixer zu einer dicken Paste püriert. Im Kühlschrank aufbewahren. Hält monatelang!
Man kann auch ein paar Pinienkerne oder Mandeln mitmixen!
Mit allen anderen Frischkräutern kann man ebenso verfahren.

Wichtig: Durch das Einlegen in Öl werden die flüchtigen Stoffe – ätherische Öle – abgebunden und es bleibt der volle Geschmack der Frischkräuter erhalten. Nicht so ist es bei getrockneten oder gefrorenen Kräutern. Daher werden diese in größeren Mengen mitgekocht.
Frische Kräuter – oder solche in Öl eingelegt – werden den Speisen erst zum Schluß beigemengt. Nicht mehr kochen!

Zucchini mit Kartoffeln

Zutaten:
25 g Alsan-S-Margarine
300 g Zucchini
4 mittelgroße mehlige Kartoffeln
1 EL feingeschnittener Oregano
Meersalz, Pfeffer aus der Mühle

Zubereitung:
Kartoffeln weichdämpfen, schälen und in dicke Scheiben schneiden. Zucchini der Länge nach halbieren, in Scheiben schneiden und in einer großen Pfanne mit Margarine anbraten. Die Kartoffelscheiben dazugeben und alles mit Oregano, Salz und Pfeffer gut abschmecken.

Tip:
Anstatt Zuchini kann man auch Auberginen mit Tomaten in der Pfanne anbraten und zum Schluß die Kartoffeln dazugeben. Das Ganze kann mit einer Kräuter-Basensauce (s. S. 81) gebunden und mit Schafskäse bestreut werden.

Tofuschnitzel mit Karotten

Zutaten:
200 g Tofu (Sojaquark)
2–3 EL Schafskäse, fein gerieben
1 EL feingeschnittene Oreganoblätter, frisch
Meersalz, Muskatnuß
20 g Alsan-S-Margarine
200 g Karotten
ca. 1/4 l Mineralwasser
1 TL feingehackte Petersilie

Zubereitung:
Tofu mit einer Gabel fein zerdrücken, würzen und mit Käse mischen. Ein Schnitzel formen und dieses im Dampf erhitzen.
Die Karotten in Scheiben schneiden, in einer großen Pfanne mit Alsan anschwitzen und mit Mineralwasser weichdünsten. Mit Petersilie bestreuen und zu dem Tofuschnitzel reichen.

Fenchel mit Kartoffeln

Zutaten:
2 mittelgroße Fenchelknollen
1/4 l Gemüsebrühe (s. S. 77)
1/16 l Kräuter-Basensauce (s. S. 81)
4 mittelgroße mehlige Kartoffeln
1 EL frisches Fenchelgrün
1 Tomate, Meersalz
20 g Alsan-Margarine

Zubereitung:
Kartoffeln weichdämpfen, schälen und in Scheiben schneiden. Fenchel klein-schneiden und in einer großen Pfanne mit Margarine anschwitzen. Mit Gemüsebrühe aufgießen und weichdünsten. Wenn die Flüssigkeit verdunstet ist, die Tomate würfeln und dazugeben. Mit Basensauce binden und zuletzt die noch warmen Kartoffelscheiben untermischen. Mit Fenchelgrün und Salz abschmecken.

Tip:
Mit etwas frisch geriebenem Schafs- oder Ziegenkäse gut abschmecken.

Kartoffelbrei mit Schafs- oder Sojamilch und Zimt

für 2 Personen

Zutaten:
2 – 3 mehlige Kartoffeln
1/4 l Schafs- oder Sojamilch
Zimtpulver, Sonnenblumenkerne

Zubereitung:
Die sauber gewaschenen Kartoffeln mit der Schale im Kocheinsatz oder im Dampftopf weichgaren. Dann pellen, durch die Kartoffelpresse drücken und mit soviel Schafs- oder Sojamilch vermischen, daß ein nicht zu dicker Kartoffelbrei entsteht. Mit Zimt würzen und mit Sonnenblumenkernen bestreuen.

Kartoffelstock mit Vichy-Karotten

für 2 Personen

Zutaten:
2 – 3 mehlige Kartoffeln
20 g Alsan-S-Margarine
Steinsalz, Muskatnuß, Minzenblätter
1/4 l Schafs- oder Sojamilch
200 g feingeschnittene Karottenscheiben
1/8 l Mineralwasser

Zubereitung:
Die Kartoffeln mit der Schale im Kocheinsatz weichdämpfen, pellen und durchdrücken. Mit der erwärmten Schafs- oder Sojamilch, der Hälfte der Margarine, Salz, feingeschnittener Minze und Muskat zu einem Püree vermischen.
Den Rest der Margarine in eine Pfanne geben, die Karottenscheiben darin anbraten, mit Mineralwasser auffüllen und weichdünsten lassen.

Pellkartoffeln

mit Alsan-S-Pflanzenmargarine

für 2 Personen

Zutaten:
4 – 6 Stück mehlige Kartoffeln
40 g Alsan-S-Margarine
Meersalz oder Steinsalz

Zubereitung:
Die Kartoffeln sauber waschen und im Kocheinsatz oder im Dampftopf garen, pellen und mit Salz und Margarine essen.

Tip: Anstatt Schafs- oder Sojamilch kann auch ungezuckerte Reis- oder Hafermilch verwendet werden. Im Reformhaus erhältlich. Anstatt Alsan-S-Margarine kann man auch jede andere – möglichst ungehärtete – Vollöl-Pflanzenmargarine verwenden.

Gebratene Auberginenscheiben

mit Basilikum

für 2 Personen

Zutaten:

1–2 mittelgroße Auberginen
(Melanzani)
1 kleiner Bund Basilikum,
fein geschnitten
Saft von einer halben unbehandelten
Zitrone
2 EL Olivenöl, Steinsalz
100 g frischer, milder Schafsquark
1 EL Basilikum-Pesto
(Rezept s. S. 82)
4 mehlige Kartoffeln, halbiert
etwas Kümmel, ungemahlen

Zubereitung:

Die Kartoffeln waschen, der Länge nach halbieren, auf ein gefettetes Backblech legen, mit Kümmel bestreuen und im Backrohr ca. 40 Min. braten.

Die Auberginen waschen, abtrocknen und in 1/2 cm dicke Scheiben schneiden. Mit Zitronensaft beträufeln, salzen und die einzelnen Scheiben in einer Gußeisenpfanne in Olivenöl beidseitig kurz braten. Mit dem Basilikum-Pesto bestreichen.

Den Schafsquark mit Basilikum-Pesto und Basilikumstreifen vermischen und auf die Auberginenscheiben verteilen.

Gebratene Zucchinischeiben mit Tomaten und Kartoffelpuffer

für 2 Personen

Zutaten:

Je 2 mittelgroße Zucchini und Tomaten
2 EL Olivenöl
etwas getrockneter Oregano und
Thymian, Steinsalz, Pfeffer
3–4 mittlere mehlige Kartoffeln,
Muskatnuß, Steinsalz
2 EL Olivenöl
1 Eigelb (kann man auch weglassen)

Zubereitung:

Tomaten schälen, entkernen und würfeln. Zucchini in Scheiben schneiden und in einer großen Pfanne mit Olivenöl, Oregano und Thymian anbraten, bis die Zucchinischeiben rundherum braun und bißfest sind. Mit Salz und Pfeffer nachwürzen.

Die Kartoffeln auf der feinsten Gemüsereibe raspeln, etwas ausdrücken und mit (Eigelb) Salz und Muskatnuß vermischen. In einer Pfanne mit Olivenöl kleine Kartoffelpuffer goldgelb herausbraten. Das Zucchinigemüse dazugeben.

Gemüsetortilla
mit Champignons und Frischkräutern

für 2 Personen

Zutaten:
4 Eier (oder 8 Wachteleier)
4 EL Schafsmilch oder Sojamilch
Steinsalz, Pfeffer aus der Mühle
100 g Champignons
1 TL frischer Thymian und Kerbel,
gehackt
20 g Alsan-S-Margarine

Zubereitung:
Die Champignons vierteln und in einer
Pfanne mit Margarine anbraten. Die Eier
mit Sojamilch, Kräutern, Salz und Pfef-
fer verrühren und in die Pfanne mit
Champignons geben. Die Gemüsewürfel
dazugeben, die Eier stocken lassen und
Omeletten formen.
Mit Schafsparmesan bestreuen.

Gegrilltes Zander- oder Forellenfilet
mit Basilikum-Pesto und Gemüsenudeln

für 2 Personen

Zutaten:
200 g Filet vom Zander
(oder Forellenfilet)
Vollsalz, Pfeffer aus der Mühle
1 EL Basilikum-Pesto
(Rezept s. S. 82)
1 EL Olivenöl zum Grillen

Gemüsenudeln:
je 2 mittelgroße Zucchini und Karotten
oder gelbe Rüben
20 g Alsan-S-Margarine
Vollsalz, Pfeffer aus der Mühle,
Muskatnuß
1 Bund Ruccola (Kresseart)

Zubereitung:
Das Gemüse zuerst der Länge nach in
dünne Scheiben, dann in feine Streifen
(Nudeln) schneiden. Die Karotten oder
Rübenstreifen im Kocheinsatz weichdämpfen. Die Zucchinistreifen in einer
großen Pfanne mit Margarine anbraten,
die gedämpften Karotten oder gelbe Rüben dazugeben, mit Salz, Pfeffer und
Muskat würzen und die Ruccola-Streifen
druntermischen.
Die Zander- oder Forellenfilets auf einer
Seite mit Basilikum-Pesto bestreichen,
salzen, pfeffern und in einer großen
Pfanne mit Olivenöl grillen oder braten.
Dazu serviert man eine Basilikum-Basensauce, s. S. 81.

Kalbs- oder Putenschnitzel

für 2 Personen

Zutaten:
2 Schnitzel zu je 100 g
(oder 2 Hühnerbrüstchen)
1 TL Öl zum Anbraten
1/16 l Kräuter-Basensauce,
(s. S. 81)
Meersalz

Beilage:
200 g Karotten oder Zucchinigemüse

Zubereitung:
Die Schnitzel leicht salzen und in einer Pfanne in Öl beidseitig anbraten. Herausheben, anrichten, die Basensauce in derselben Pfanne erwärmen und über die Schnitzel geben.
Das Gemüse weichdämpfen und mit etwas Basensauce binden. Zu den Schnitzeln als Beilage dazugeben.

Lachsforellenfilet gegrillt
mit Basilikumsauce und Gemüsenudeln

für 2 Personen

Zutaten:
2 Lachsforellenfilets à 100 g
(oder anderen Fisch)
1 TL Öl
1/2 TL Basilikum-Pesto (s. S. 82)
Salz, Pfeffer
4 EL Basilikum-Basensauce
(Rezept s. S. 81)

Gemüsenudeln:
100 g feine Zucchinistreifen
100 g gelbe Rüben, in feine Streifen
geschnitten

100 g Karotten, in feine Streifen
geschnitten
1/16 l Basensauce, Steinsalz, Pfeffer

Zubereitung:
Das Gemüse der Reihe nach im Kocheinsatz weichdämpfen, mit Basensauce vermischen und gut abschmecken. Die Lachsforellenfilets mit Basilikum-Pesto, Salz und Pfeffer würzen und in einer Pfanne in Öl beidseitig goldgelb braten. Mit Basilikumsauce und den Gemüsenudeln servieren.

Vorschläge für den Speiseplan
Anti-Pilz-Diät Stufe 2

Wichtig:
Bei Stufe 2 sind zum Frühstück Dinkelfladen oder Dinkel-Sauerteigbrot anstatt der Kartoffelscheiben möglich. Weitere Getreidesorten gibt es vorerst noch nicht.

Frühstück:
Bei Stufe 2 bleibt die Auswahl der Aufstriche zum Frühstück gleich wie bei Stufe 1 (s. S. 67).
Als Frühstücksgetränk gibt es verschiedene Kräutertees, die ungesüßt getrunken werden.

Getränke:
Als Flüssigkeitszufuhr werden auch tagsüber ausreichend Kräutertee oder Basengetränk (s. S. 77) empfohlen.

Mittagessen:
Zum Mittagessen gibt es verschiedene Kartoffelgerichte, wobei zum Unterschied der besonders leichten Stufe 1 bereits Zwiebeln, Knoblauch und Kohlgemüse verwendet werden können.

Auch bei Stufe 2 kann bei Bedarf auf die Basensuppen oder Kartoffelrezepte der Stufe 1 zurückgegriffen werden.

Zusätzlich stehen zur Auswahl:
Minestrone-Gemüsesuppe
Gemüsesuppe mit Buchweizen
Basensuppe mit Gemüse und Zwiebeln

Schafskäseomelett mit Frischkräutern
Polenta mit Gemüse und Kerbelsauce
Polentasterz mit Frühlingsgemüse
Polenta gebraten
Polentapizza
Kartoffelauflauf mit Schafskäse
Kartoffelomelett mit Jungzwiebel und Rinderschinken
Gemüseblech mit Auberginen und Kartoffeln
Frisch geriebenes Gemüseschnitzel
Kartoffelroulade mit Steinpilzen
Kartoffelpizza mit Auberginenragout
Kartoffelgulasch

Baked Potatoes mit Schafsquark
Hirsering mit Gemüseragout und Parmesan
Hirseauflauf mit Gemüse und Basensauce
Hirseeintopf mit Gemüse
Hirsotto mit Gemüsegulasch
Hirsenockerl mit pikantem Gemüse-Ratatouille
Hirseplätzchen mit Gemüse-Ratatouille
Hirsenudeln mit Steinpilzragout
Hirsenudeln Carbonara
Gefüllte Zucchini
Buchweizenfladen
Buchweizennockerln
Buchweizenrisotto
Gemüseschnitzel mit Buchweizen
Gemüselasagne mit Knoblauchdip
Steinpilz-Kartoffel-Gulasch
Zucchini-Karotten-Gratin mit Ofenkartoffeln
Gefüllte Auberginen mit Fächerkartoffeln
Gefüllte Auberginen
Geschmortes Fenchelgemüse mit Bircher-Benner-Kartoffeln
Gemüseauflauf mit Kerbelsauce
Fischresotto
Saiblingfilet mit Lauchsauce und Kürbisgemüse
Gegrilltes Kalbs- oder Putenschnitzel
Hühnerbrüstchen

Abendessen:
Wie bei Stufe 1 stehen am Abend sämtliche Basensuppen und Aufstriche mit Pellkartoffelscheiben zur Wahl. Das Angebot von Suppen und Hauptspeisen wird gegenüber der Stufe 1 noch erweitert.

Muster-Speiseplan
Anti-Pilz-Diät Stufe 2

1. Tag:

Frühstück
1 Kanne Zinnkraut- oder Eberwurz-Tee
Dinkelfladenbrot mit Schafsquarkaufstrich

Mittagessen
Basensuppe mit Frischkräutern
Kartoffelauflauf mit Schafskäse

Abendessen
1 Kanne Zinnkraut- oder Blutwurz-Tee
Scheiben von einer warmen mittleren Pellkartoffel
mit Schafsquarkaufstrich

2. Tag:

Frühstück
1 Kanne Lindenblüten- oder Angelika-Tee
Dinkelfladenbrot
Tofu-Karottenaufstrich

Mittagessen
Minestrone-Gemüsesuppe
Gefüllte Ofenkartoffeln mit Paprikagjuwetsch

Abendessen
1 Kanne Lindenblüten- oder Capacho-Tee
Scheiben von warmen Pellkartoffeln mit Tofu-Karottenaufstrich

3. Tag:

Frühstück
1 Kanne Brennessel- oder Citronella-Tee
Dinkelfladenbrot
Sesamaufstrich

Mittagessen
Gemüse-Basensuppe
Polenta mit Gemüse und Kerbelsauce

Abendessen
1 Kanne Brennessel-Tee
Scheiben von einer warmen Pellkartoffel mit Sesamaufstrich

4. Tag:

Frühstück
1 Kanne Kamillen- oder Eberwurz-Tee
Dinkelfladenbrot
Avocadoaufstrich

Mittagessen
Kräuter-Basensuppe
frisch geriebenes Gemüseschnitzel oder Hirsotto mit Gemüsegulasch

Abendessen
1 Kanne Kamillen- oder Senikelwurz-Tee
Scheiben von warmen Pellkartoffeln
Avocadoaufstrich

5. Tag:

Frühstück
1 Kanne Weidenröschen- oder Thymian-Tee
Dinkelfladenbrot
Forellenaufstrich

Mittagessen
Fenchel-Basensuppe
Baked Potatoes mit Schafsquark

Abendessen
1 Kanne Weidenröschen- oder Efeu-Tee
Scheiben von warmen Pellkartoffeln
Forellenaufstrich

6. Tag:

Frühstück
1 Kanne Waldmeister- oder Seifenrinden-Tee
Dinkelfladenbrot
Mandelaufstrich

Mittagessen
Kürbis-Basensuppe
Polentasterz mit Frühlingsgemüse
oder Hirseauflauf mit Gemüse und Basensauce

Abendessen
1 Kanne Waldmeister- oder Lapacho-Tee
Scheiben von warmen Pellkartoffeln
Mandelaufstrich

7. Tag:

Frühstück
1 Kanne Anserinen- oder Blutwurz-Tee
Dinkelfladenbrot
Schafsquarkaufstrich

Mittagessen
Sellerie-Basensuppe
Zucchini-Karotten-Gratin mit Ofenkartoffeln
oder Hirseeintopf mit Gemüse

Abendessen
1 Kanne Melissen- oder Senikelwurz-Kräutertee
Scheiben von warmen Pellkartoffeln
Schafsquarkaufstrich

Rezepte für die Anti-Pilz-Diät Stufe 2

Schnellgericht:

Grundrezept für gebackene Brotfladen ohne Hefe
für 4 Fladen

Zutaten:
250 g feingemahlenes Vollkornmehl (kurz vor der Zubereitung frisch gemahlen) aus Dinkel, Buchweizen, Quinoa oder Amaranth
1/4 l kohlensäurereiches Mineralwasser oder Acidophilus-Milch (evtl. auch halb Wasser, halb Milch). Bei Milchunverträglichkeit nimmt man Schafs- oder Sojamilch. Anstatt Mineralwasser kann als Flüssigkeit auch Wasser oder Gemüsebrühe verwendet werden.

Zum Würzen:
Meersalz, gemahlener Kümmel oder Anis
(Durch Zugabe von feingeschnittenen Zwiebeln, Lauch, Kohl, Knoblauch, Frischkräutern oder Bärlauch – in einer Pfanne mit Butter geschwenkt – werden „Anti-Pilz-Mittel" eingebaut, und es ergeben sich zusätzliche Geschmacksrichtungen).

Zubereitung:
Vollkornmehl mit gewählter Flüssigkeit zu einem Teig verrrühren, diesen gut würzen und die gewünschte weitere Zutat in den Teig geben. Mit Hilfe eines nassen Eßlöffels 4 Fladen auf ein mit Backpapier ausgelegtes Backblech auftragen und mit dem feuchten Löffel glattstreichen.
Den Teig mit einer Gabel mehrmals einstechen, mit Sonnenblumen- oder Kürbiskernen bestreuen und im vorgeheizten Backofen bei 220–250° C ca. 15 Minuten backen bis die Fladen eine schöne Farbe haben.
Die Fladen auf einem Gitter erkalten lassen. Dann mit einem sauberen Küchentuch abdecken und durchtrocknen lassen. Sie sollten noch am selben Tag gegessen werden, ansonsten kann man die Fladen auch gut einfrieren und ca. eine Stunde vor Gebrauch herauslegen.

Minestrone-Gemüsesuppe

für 2 Personen

Zutaten:
2 Tomaten
1 Bund Basilikum
1 mittelgroße Kartoffel
2 Knoblauchzehen
50 g Zwiebeln
je 1 kleine Karotte, Sellerie und
Petersilienwurzel
1 l Gemüsebrühe oder Wasser
2 EL Olivenöl
Steinsalz, Muskatnuß, Pfeffer aus der
Mühle
2 EL Tomatenmark
Stangensellerie mit Grün
etwas geriebener Schafskäse

Zubereitung:
Das Gemüse und die Kartoffel in dünne
Scheiben schneiden. Tomaten häuten,
entkernen und würfeln.
Feingeschnittene Zwiebel in einem
Kochtopf mit Olivenöl anbraten; das Gemüse (außer Tomaten) dazugeben, anschwitzen, Tomatenmark dazugeben, mit
Gemüsebrühe auffüllen, salzen und
weichkochen lassen. Zuletzt die Tomatenwürfel und das feingeschnittene Basilikum dazugeben und mit Pfeffer, Salz
und Muskat abschmecken. Vor dem Anrichten den Schafskäse darüberstreuen.

Gemüsesuppe mit Buchweizen

für 2 Personen

Zutaten:
1 l Gemüsebrühe (s. S. 77) oder Wasser
300 g gelbe Rüben oder Karotten
3 EL Buchweizen
20 g Alsan-S-Margarine
50 g Zwiebel
2 Knoblauchzehen
Steinsalz, Muskatnuß gerieben
1/16 l Schafs- oder Sojamilch
1 TL gehackte Petersilie

Zubereitung:
Buchweizen über Nacht einweichen.
Kleingeschnittene Zwiebel, Knoblauch,
Buchweizen und gelbe Rüben der Reihe
nach in Margarine anschwitzen, salzen
und mit Gemüsebrühe auffüllen. Weichkochen und eventuell im Mixglas pürieren. Mit Salz, Petersilie, Muskat und
Schafsmilch gut abschmecken.

Basensuppe mit Gemüse
für 2 Personen

Zutaten:

50 g Zwiebeln oder Schalotten
20 g Alsan-S-Margarine
200 g geschältes Wurzelgemüse
(Sellerie, Karotten, gelbe Rüben,
Petersilienwurzeln)
3/4 l Gemüsebrühe (s. S. 77) oder
Wasser
Steinsalz, Muskatnuß
1 Bd. frischer Oregano
1/8 l Schafsmilch oder Sojamilch

Zubereitung:

Die feingeschnittene Zwiebel in einer Kasserolle mit Alsan-Margarine anschwitzen. Das grob geschnittene Gemüse dazugeben und mit Gemüsebrühe aufgießen. Salzen und weichkochen lassen.
Feingeschnittene Oregano-Blätter, Milch und Muskatnuß dazugeben und mit dem Pürierstab mixen. Abschmecken und mit Oreganoblättern garnieren.

Schafskäseomelett

mit frischen Kräutern

für 2 Personen

Zutaten:

4 Eier (oder 8 Wachteleier)
2 EL Schafs- oder Sojamilch
Steinsalz, Pfeffer aus der Mühle
etwas feingeschnittener Bärlauch oder
Ruccola (Kresse)
50 g gewürfelter Schafskäse
20 g Alsan-S-Margarine

Zubereitung:

Die Eier mit Milch, Salz, Pfeffer und feingeschnittenen Kräutern verrühren. Margarine in einer Pfanne schmelzen lassen, die Eier dazugeben, den Käse darüber verteilen, leicht stocken lassen und Omeletts formen.

Polenta gebraten

mit Gemüseauflauf und Kerbelsauce

für 2 Personen

Zutaten:

250 g geschroteter Mais (Polenta)
1/4 l Wasser (evtl. halb Schafsmilch,
halb Wasser)
20 g Alsan-S-Margarine
Steinsalz
1 Eigelb (oder 1 EL Schafsjoghurt)

Zubereitung:

Mais in einer Kasserolle mit der Hälfte der Margarine anschwitzen. Mit Wasser auffüllen, einmal aufkochen lassen und zugedeckt bei mäßiger Hitze ausdünsten (ca. 20 Min.).

Mit einer Fleischgabel auflockern und Salz und Eigelb untermischen. Den Mais mit einem Eisportionierer formen (Polentanockerln), auf ein gefettetes Backblech geben und im heißen Ofen kurz überbacken oder in der Pfanne in Margarine anbraten.

Mit Gemüseauflauf und Kerbelsauce (s. S. 81) zu Tisch bringen

Polentasterz mit Frühlingsgemüse

für 2 Personen

Zutaten:

250 g geschroteter Mais (Polenta)
400 ml Schafs- oder Sojamilch
20 g Alsan-S-Margarine
Steinsalz, Muskatnuß
4 EL Schafsjoghurt (Sauerrahm)

Frühlingsgemüse
300 g gemischtes Frühlingsgemüse wie
Blattspinat, Frühlingszwiebeln,
Jungkarotten, Spargel
20 g Alsan-S-Margarine
Steinsalz
2 Knoblauchzehen
Pfeffer aus der Mühle
1/8 l Basensauce (s. S. 81)

Zubereitung:

Polenta in einer Kasserolle mit Margarine anschwitzen, salzen und mit Milch aufgießen. Einmal aufkochen lassen, zudecken und bei kleiner Hitze ca. 20 Min. ausdünsten lassen. Mit einer Fleischgabel auflockern. Mit Muskatnuß nachwürzen, anrichten und mit Schafsjoghurt und Frühlingsgemüse servieren.

Für das Frühlingsgemüse:
Das Gemüse schälen, putzen und gefällig schneiden. Die Karotten im Kocheinsatz weichdämpfen. Den Spargel in Salzwasser mit 2 EL Schafsmilch garen. Frühlingszwiebeln in einer Kasserolle mit Margarine anschwitzen, Spinatblätter zugeben, mit Salz, Pfeffer und Knoblauch würzen. Karotten und Spargel zugeben und alles mit Basensauce gut vermischen.

Polentapizza

mit Mozzarella

für 2 Personen

Zutaten:
250 g geschroteter Mais (Polenta)
(evtl. Maisgrieß)
400 ml Wasser (evtl. halb Sojamilch,
halb Wasser)
20 g Alsan-S-Margarine
Steinsalz

Belag:
1 Tomate
50 g geriebener Schafskäse
3–4 Salbeiblätter
50 g Mangold oder Blattspinat
10 g Alsan-S-Margarine
1 Knoblauchzehe
30 g feingeschnittene Zwiebel
2 EL Schafsjoghurt
30 g Mozzarella

Zubereitung:
Polenta in einer Kasserolle mit Margarine anschwitzen, salzen und mit Flüssigkeit aufgießen. Einmal aufkochen und zugedeckt auf kleiner Stufe ca. 20 Min. ausdünsten lassen. Mit einer Fleischgabel auflockern und mit einem Eisportionierer auf Tellern anrichten. Flachdrükken und belegen.
Für den Belag Spinat in einer Pfanne mit Margarine, Zwiebel und Knoblauch anschwitzen, mit Salz und Muskat würzen. Die Tomate in Scheiben schneiden, Schafskäse fein zerkleinern.
Die Polentapizza mit Spinat, Tomatenscheiben, Mozzarella und Schafskäse belegen und kurz überbacken. Mit etwas Schafsjoghurt garnieren oder etwas Kräuter-Basensauce (s. S. 81) dazu reichen.

Tip: Anstatt Sojamilch kann auch ungezuckerte Reismilch oder Hafermilch verwendet werden. Im Reformhaus erhältlich. Genauso kann auch jede Form einer – möglichst ungehärteten – Pflanzenmargarine genommen werden.

Kartoffelauflauf

mit Schafskäse

für 2 Personen

Zutaten:
4 – 6 mittelgroße mehlige Kartoffeln
100 g geriebener Schafskäse oder Quark
2 EL gutes Olivenöl
4 EL dickes Schafsjoghurt
je 100 g frische Champignons und
Jungzwiebel
1 Bund frischer Thymian oder Minze
(Blätter abzupfen)
Steinsalz, frisch geriebene Muskatnuß,
Pfeffer aus der Mühle

Zubereitung:
Die Kartoffeln im Kocheinsatz oder im Dampftopf weich garen, pellen, halbieren und blättrig schneiden. Die Jungzwiebeln fein schneiden, die Champignons vierteln. Zuerst die Zwiebeln in einer Pfanne mit Olivenöl anbraten, dann die Champignons dazugeben und mitbraten. Kartoffelscheiben in einer Schüssel mit Zwiebel und Champignons mischen. Mit Salz, Pfeffer, Thymian und Muskat würzen. Schafskäse und Joghurt untermischen, in eine Auflaufform streichen und im heißen Ofen kurz überbacken.
Dazu servieren Sie ein Schafsjoghurt, vermischt mit 1 EL Kürbiskernöl.

Tip:
Man kann den Auflauf vor dem Überbacken auch mit Auberginen oder Tomatenscheiben belegen, mit etwas Olivenöl beträufeln und nach dem Backen mit Oreganoblättchen bestreuen.

Kartoffelomelett

mit Jungzwiebel und Rinderschinken

für 2 Personen

Zutaten:
4 Eier (oder 8 Wachteleier)
Steinsalz, Pfeffer
20 g Alsan-Margarine
4 EL Schafs- oder Sojamilch, Reis- oder
Hafermilch
100 g feingeschnittene gekochte
Kartoffeln
je 50 g feingeschnittene Jungzwiebel
und Rinderschinken

Zubereitung:
Die Eier aufschlagen und in einer Schüssel mit Schafs- oder Sojamilch, Salz und Pfeffer verrühren.
Margarine in eine Pfanne geben, Zwiebel und Schinken darin anbraten, Kartoffelscheiben mitbraten, mit dem Eiergemisch übergießen und stocken lassen.

Gemüseblech

mit Auberginen, Kartoffeln und Zucchini, dazu Minzen-Kräutersauce

für 2 Personen

Zutaten:
1 kleine Aubergine
1 Zucchini
2 Fleischtomaten
2 gekochte mehlige Kartoffeln
1 Bund frischer Oregano
2 Knoblauchzehen zerdrückt
2 EL Olivenöl
50 g Lauch
Vollsalz, Pfeffer aus der Mühle
Zitronensaft
50 g frisch geriebenen Schafskäse

Zubereitung:
Aubergine schälen, in ca. 1/2 cm starke Scheiben schneiden und mit Zitronensaft beträufeln. Zucchini, Tomaten und geschälte Kartoffeln ebenso in Scheiben schneiden, salzen und alles in einer großen Pfanne mit Olivenöl beidseitig anbraten. Die Gemüsescheiben und Kartoffeln dachziegelartig auf einem gefetteten Blech aufschichten.

Feingeschnittenen Lauch und Knoblauch in einer Pfanne mit Olivenöl anschwitzen und feingeschnittenen Oregano untermischen. Über das Gemüse verteilen, salzen, pfeffern und in den vorgeheizten Ofen schieben (200 °C). Nach etwa 10 Min. den Schafskäse drüberstreuen und das Blech nochmals kurz in den Ofen schieben.

Portionen herausstechen und dazu eine Minzen-Kräutersauce (s. S. 81) servieren.

Frisch geriebenes Gemüseschnitzel

mit Mangold-Spinat und Sonnenblumenkernen

für 2 Personen

Zutaten:
3 mittelgroße Kartoffeln
1/2 Zucchini
1/2 Karotte
Vollsalz, Muskatnuß
Thymian
2 EL Olivenöl
1–2 Eigelb (kann man auch weglassen)
200 g Mangold-Spinat
20 g Alsan-S-Margarine
50 g Zwiebel
2 Zehen Knoblauch, Muskat
30 g Sonnenblumenkerne

Zubereitung:
Die geschälten Kartoffeln und das Gemüse auf der feinsten Reibe raspeln, leicht ausdrücken, mit (Eigelb) Salz, Muskat und frischem Thymian würzen und daraus in einer Pfanne mit Olivenöl ziemlich flachgeformte Gemüseschnitzel (Fladen) beidseitig herausbraten.

Den Spinat putzen, waschen und im Kocheinsatz weichdämpfen. Zwiebel fein schneiden, in einer Pfanne mit Margarine anbraten, Spinat dazugeben, mit Salz, Pfeffer, Knoblauch und Muskat würzen. Zuletzt die Sonnenblumenkerne untermischen und zu den Gemüseschnitzeln servieren. Eventuell mit Schafsjoghurt garnieren oder eine Kräuter-Basensauce (s. S. 81) dazu servieren.

Wichtig: Da auch Hühnereier zu Unverträglichkeiten führen können, wird bei den Rezepten darauf hingewiesen, wodurch sie ersetzt werden können. Vorzugsweise können auch zwei Wachteleier für ein Hühnerei verwendet werden.

Kartoffelroulade

mit Steinpilzen und Thymian-Basensauce

für 2 Personen

Zutaten:
ca. 500 g mehlige Kartoffeln
(mit Schale), weichgedämpft
200 g feines Dinkelmehl (Vollwert)
2 Eier oder 4 Wachteleier (oder 2 EL
Sojamehl)
Steinsalz, Pfeffer aus der Mühle
1 TL feingeschnittene Thymianblätter
frischgeriebene Muskatnuß
10 g Alsan-Margarine

Füllung:
100 g frische Steinpilze (oder andere
Pilze), geputzt und kleingeschnitten,
20 g Alsan-Margarine
50 g feingeschnittene Zwiebel
1 TL Thymianblätter
Thymian-Basensauce
(siehe Rezept Seite 81)

Zubereitung:
Die Kartoffeln noch heiß pellen, etwas
abkühlen lassen und durchpressen. Mit
Dinkelmehl (Eiern) und Gewürzen vermischen (nicht kneten) und gut abschmecken. Den Teig auf eine naß aus-
gedrückte Serviette legen, ca. 2 cm ausrollen, mit dem Pilzragout bestreichen,
einrollen. Die Serviette (Küchentuch) an
beiden Enden gut zubinden und die Roulade in kochendem Wasser ca. 20 Min.
kochen lassen. Serviette entfernen, von
der Roulade 6 dicke Scheiben abschnei-
den und diese in einer Pfanne mit Margarine beidseitig kurz anbraten. Mit Ba-
sensause servieren und mit frischen
Kräutern garnieren.

Steinpilzfüllung:
Zwiebel in einer großen Pfanne mit Margarine anschwitzen. Die Pilze dazugeben, ebenfalls kurz anschwitzen und mit
Salz, Pfeffer und Thymian würzen. Gut
abschmecken.

Tip: Wird die Kartoffelroulade ohne Eier gemacht, so kann man zur Hälfte
Hartweizengrieß und die jeweils angegebene Menge Sojamehl zum Teig mischen.

Kartoffelpizza

mit Auberginenragout und Schafskäse

für 2 Personen

Zutaten:
4 mittelgroße mehlige Kartoffeln, geschält
2 EL Olivenöl
1 Eigelb oder 2 Wachteleier
(kann auch weggelassen werden)
Steinsalz, Muskatnuß
frischer Thymian und Ingwer
4 Scheiben Schafskäse
1 mittelgroße Aubergine
2 EL Tomatenmark
2 zerdrückte Knoblauchzehen
2 EL Olivenöl
50 g Jungzwiebel, fein geschnitten
frisches Basilikum
Vollsalz, Pfeffer

Zubereitung:
Aubergine in kleine Würfel schneiden. Zwiebel in einer Pfanne mit Olivenöl goldgelb rösten, Auberginenwürfel mitrösten, mit Tomatenmark, Ingwer, Knoblauch und feinen Basilikumstreifen sowie mit Salz und Pfeffer abschmecken. Die Kartoffeln auf der feinsten Reibe raffeln, den Saft ausdrücken, mit (Eigelb) Salz, Thymian, Muskatnuß und Pfeffer vermischen. In einer Pfanne mit Olivenöl dünne Kartoffelreibekuchen beidseitig herausbacken. Diese mit dem heißen Auberginenragout und mit Schafskäse belegen. Eventuell kurz überbacken und mit Frischkräutern garnieren.

Tip: Zu allen Gerichten kann man die auf S. 81 beschriebene Kräuter-Basensauce dazugeben!

Baked Potatoes
mit Schafsquark und Gemüsegulasch

für 2 Personen

Zutaten:

4 große mehlige Kartoffeln mit Schale
200 g milder Schafsquark
Bratfolie (Alufolie)
Steinsalz

Gemüsegulasch:
je eine gelbe und grüne Zucchini, oder
grüne und rote Paprikaschote, halbiert,
entkernt und in Streifen geschnitten
30 g Alsan-S-Margarine
50 g feingeschnittene Zwiebel
2 zerdrückte Knoblauchzehen
100 g frische feste Champignons,
geviertelt
1 EL Tomatenmark
1 Bund frischer Oregano oder Majoran,
feingeschnitten
Vollsalz, Pfeffer
1/8 l Gemüsebrühe (s. S. 77)

Zubereitung:

Die gut gewaschenen Kartoffeln in Folie
wickeln und im heißen Backofen auf
Salzunterlage garen (ca. 1 Stunde) bis
sie weich sind. Dann die Folie einschneiden (evtl. entfernen), die Kartoffeln aus-
einanderdrücken und den Schafsquark
einfüllen. Mit frischen Kräutern garnieren.

Für das Gemüsegulasch die Zwiebeln
und den Paprika in einer großen Pfanne
anbraten, dann die Champignons mitbraten, das Tomatenmark dazugeben, mit
Gemüsebrühe aufgießen und die Flüssigkeit einreduzieren lassen. Mit Salz, Pfeffer, Knoblauch und den feinen Kräutern
würzen und abschmecken (evtl. mit 1/8 l
Basen-Kräutersauce s. S. 81). Zu den
Kartoffeln servieren.

Kartoffelgulasch

mit Puten-Leberkäse

für 2 Personen

Zutaten:
300 g Kartoffeln, geschält
100 g Puten-Leberkäse
100 g Zwiebel
50 g Tomatenmark
ca. 1/2 l Wasser
2 Knoblauchzehen
Steinsalz
Kümmel, gemahlen
Thymian, frisch
1 EL Paprikapulver edelsüß
1 EL Apfelessig natur
2 EL Öl
20 g Alsan-S-Margarine
1 Lorbeerblatt, Pfeffer
Evtl. Schafsjoghurt zum Garnieren

Zubereitung:
Öl und Alsan-Margarine in eine Stiel-kasserolle geben. Kleingeschnittene Zwiebel und zerdrückten Knoblauch darin goldgelb anbraten. Mit Paprikapulver und Tomatenmark verrühren. Kartoffeln vierteln und zugeben. Mit gemahlenem Kümmel, Lorbeerblatt, Salz und Pfeffer würzen. Langsam weichkochen.
Zuletzt den grobgeschnittenen Leberkäse untermischen und das Gulasch mit Apfelessig und Thymianblättern abschmecken. Anrichten und evtl. mit Schafsjoghurt garnieren.

Hirsering mit Gemüseragout und Parmesan

für 2 Personen

Zutaten:
1 Tasse Goldkernhirse
20 g Alsan-Margarine
50 g Lauch
2 – 3 Tassen Wasser
1/8 l Basensauce (s. S. 81)
1 EL frisch geschnittene Majoranblätter
Steinsalz
80 g frisch geriebener Parmesan oder Hartkäse vom Schaf oder von der Ziege

Gemüseragout:
1/8 l Basensauce
ca. 250 g gemischtes Gemüse wie Kohl, Kraut, Kohlrabi, Blumenkohl und Bohnen

Zubereitung:
Lauch kleinschneiden und in einem Kochtopf mit Margarine anschwitzen. Die Hirse anschwitzen, mit Wasser auffüllen und zugedeckt ausdünsten lassen (ca. 20 Min.). Mit Salz und Majoran würzen. Den Käse und die Basensauce untermischen.
In einen kalt ausgespülten Reisring pressen und auf Teller stürzen. Das Gemüseragout in die Mitte füllen und mit Frischkräutern garnieren.
Für das Gemüseragout das Gemüse putzen, waschen, in größere Stücke schneiden und im Dampftopf weichgaren. Mit Basensauce mischen, mit Kräutern, Salz und Muskat abschmecken.
Etwas Basensauce extra dazureichen!

Hirseauflauf

mit Basensauce und buntem Gemüse

für 2 Personen

Zutaten:
150 g Goldkernhirse
ca. 400 ml Wasser
je 50 g Zwiebel, Zucchini gelb und grün,
Paprikaschoten rot
20 g Alsan-S-Margarine
Steinsalz, 1 Bund Oregano, frisch
Pfeffer
100 g zerkleinerter Schafskäse
120 g Schafsjoghurt
Basensauce (s. S. 81)

Zubereitung:
Zwiebel feinschneiden, Zucchini und Paprika in kleine Würfel oder Scheiben schneiden.

Alles in einem Kochtopf mit Margarine anbraten, Hirse zugeben, kurz anschwitzen und mit Wasser auffüllen.
Einmal aufkochen lassen, dann bei mäßiger Hitze zugedeckt ausdünsten lassen (ca. 20 Min.), bis die Hirse schön aufbricht und weich wird.
Hirse in eine Schüssel geben, mit Schafskäse und Joghurt mischen, mit Salz und Pfeffer würzen, in eine gefettete Auflaufform füllen und im Ofen kurz überbacken. Portionen herausstechen, mit etwas Käse, Joghurt und Oregano garnieren. Dazu etwas Basensauce reichen.

Hirseeintopf

mit Gemüse

für 2 Personen

Zutaten:
150 g Goldkernhirse
je 50 g Zwiebel, Karotten, Sellerie,
Zucchini, Lauch und Petersilienwurzel
20 g Alsan-Margarine
Steinsalz, Pfeffer
1 EL frische Majoranblätter
ca. 1 l Gemüsebrühe (s. S. 77)
oder Wasser

Zubereitung:
Das Gemüse kleinschneiden, die Zwiebel fein hacken. In einem Kochtopf Zwiebel und das geschnittene Gemüse (außer Zucchini) in Margarine anschwitzen, die Hirse zugeben, umrühren und mit Gemüsebrühe aufgießen. Salzen und weichkochen lassen. Das Zuchhinigemüse kurz vor dem Abschmecken dazugeben. Mit Salz, Pfeffer und frischem Majoran (evtl. pflanzl. Streuwürze ohne Hefe) würzen.

Hirsotto mit Gemüsegulasch

und Thymiansauce
für 2 Personen

Zutaten:
1 Tasse Goldkernhirse (150 g)
50 g Jungzwiebel
2 – 3 Tassen Gemüsebrühe (s. S. 77)
Steinsalz
20 g Alsan-S-Margarine
ca. 1/8 l Majoran-Basensauce (s. S. 81)

Gemüsegulasch:
ca. 250 g Gemüse wie gelbe Rüben, Karotten, Zucchini, Stangensellerie, Jungzwiebel, frischer Majoran, Steinsalz, Muskatnuß, Ingwer frisch
ca. 1/8 l Majoran-Basensauce
20 g Alsan-S-Margarine

Zubereitung:
Jungzwiebel klein schneiden und in einer Kasserolle mit Alsan anschwitzen. Die gewaschene und abgetropfte Hirse zugeben und ebenfalls kurz anschwitzen. Mit etwas Gemüsebrühe aufgießen und langsam köcheln lassen, bis die Hirse aufbricht und weich wird. Immer wieder etwas Gemüsebrühe dazugießen und wieder umrühren (wie bei einem Risotto). Zuletzt salzen und gut auflockern. Das Hirsotto darf nicht trocken sein. Mit Basensauce strecken und evtl. nachwürzen. Mit einem Eisportionierer anrichten.

Für das Gemüsegulasch das Gemüse schälen und gefällig schneiden. Die Jungzwiebel in Ringe schneiden und in Alsan-Margarine anschwitzen. Zucchini in Scheiben geschnitten mitbraten und mit Majoranblättern, Salz, Ingwer und Muskat würzen. Das restliche Gemüse am besten im Kocheinsatz weichdämpfen und dazumischen. Die Basensauce druntermischen und gut abschmecken.

Mit etwas Schafsjoghurt und frischem Majoran garnieren.

Hirsenockerln mit pikantem Gemüse-Ratatouille

dazu Knoblauch und Schafsjoghurt

für 2 Personen

Zutaten:
150 g Goldkernhirse
300 ml Wasser
20 g Alsan-S-Margarine
Vollsalz
3 Zehen Knoblauch oder
1 Bund Bärlauch
1/8 l Schafsjoghurt
50 g Zwiebel

Gemüse-Ratatouille:
50 g Zwiebel
2 Knoblauchzehen
2 EL Tomatenmark natur
100 g Auberginen
100 g Zucchini
50 g Stangensellerie
50 g Karotten oder gelbe Rüben
20 g Olivenöl
Steinsalz, Pfeffer aus der Mühle
1 Becher Schafsjoghurt
1/8 l Basensauce (s. S. 81)

Zubereitung:
Feingeschnittene Zwiebel in einem Kochtopf mit Margarine anschwitzen, die Hirse dazugeben, wieder kurz anschwitzen und mit Wasser auffüllen. Einmal aufkochen lassen, dann auf Stufe 1 ca. 20 Minuten zugedeckt ausdünsten. Den Kochtopf vom Herd nehmen und zugedeckt weitere 20 Minuten stehen lassen, damit die Hirse schön aufbricht.

Mit in Streifen geschnittenem Bärlauch oder mit zerdrückten Knoblauchzehen, Salz und Pfeffer aus der Mühle würzen. Das Schafsjoghurt untermischen, mit einer Fleischgabel auflockern und mit einem ovalen Eisportionierer Nockerln anrichten.
Für das Ratatouille das Gemüse grobwürfelig schneiden. Die in Scheiben geschnittenen Karotten im Kocheinsatz weichdämpfen. Die Zwiebel in einer großen Pfanne mit Olivenöl anschwitzen, dann Zucchini und Auberginen mit Knoblauch dazugeben und mitbraten. Mit Tomatenmark, Oregano, Salz, Pfeffer und Basensauce abschmecken. Zu den Hirsenockerln servieren.

Hirseplätzchen mit Gemüse-Ratatouille

mit Mangold-Spinat und Kräuterdip

für 2 Personen

Zutaten:
1 Tasse Goldkernhirse
1 1/2 Tassen Wasser oder Gemüsebrühe
20 g Alsan-S-Margarine
50 g feingeschnittene Zwiebel
1 EL frischgehackte Majoranblätter
Steinsalz, Pfeffer aus der Mühle
2 – 3 EL Schafsjoghurt oder Schafskäse, gerieben

Gemüse-Ratatouille:
je 50 g grobe Zwiebelwürfel
Paprikaschoten grün und gelb
Auberginenwürfel
Zucchinischeiben (gelb und grün)
Tomatenviertel geschält und entkernt
Mangold-Spinat
20 g Alsan-S-Margarine
Steinsalz, Pfeffer aus der Mühle
ca. 1/8 l Basensauce (s. S. 81)
2 Zehen Knoblauch, gepreßt
2 EL frisches Basilikum
ca. 1/8 l Gemüsebrühe

Zubereitung:
Hirse unter kaltem Wasser in einem Haarsieb waschen und gut abtropfen lassen. Zwiebel in einem Kochtopf mit Margarine anschwitzen, Hirse zugeben, durchrühren und mit Gemüsebrühe auffüllen. Einmal aufkochen und bei reduzierter Hitze zugedeckt aufquellen lassen, bis die Hirse schön aufbricht und weich ist. Dann mit einer Fleischgabel auflockern. Die Hirse in eine Schüssel geben, mit Joghurt oder Käse vermischen und mit Majoran, Salz und Pfeffer gut abschmecken. Die Masse (im Wasserbad warmhalten) mit einem großen Eisportionierer anrichten und etwas flachdrücken.

Für das Gemüse-Ratatouille sämtliches Gemüse ungefähr gleich groß schneiden. Zwiebel in einer großen Pfanne mit Margarine anschwitzen, Paprika, Zucchini und Auberginen zugeben, wieder kurz anschwitzen und mit Gemüsebrühe aufgießen. Mit Knoblauch, Salz und Pfeffer würzen und auf „Biß" weichdünsten. Dann die Tomaten, Basensauce und frisches Basilikum untermischen.

Kräuterdip:
2 EL kaltgepreßtes Olivenöl
3 EL feingeschnittene Basilikumblätter
1 EL Schafsjoghurt oder Mandeln
Steinsalz

Zubereitung:
Basilikumblätter im Mixer mit Öl und Schafsjoghurt zu einer dicken Paste mixen und etwas salzen.

Hirsenudeln mit Steinpilzragout

für 2 Personen

Zutaten:

Nudelteig:
100 g fein gemahlene Hirse (Dinkel, oder Weizen)
100 g Hartweizengrieß
2 Eier (falls erlaubt, sonst mehr Wasser)
2 EL Olivenöl
evtl. 1 EL fein gehacktes Basilikum

Steinpilzsauce:
50 g Jungzwiebel oder Schalotten
150 g Steinpilze (Champignons, Pfifferlinge)
Evtl. 1/8 l trockener Weißwein (oder Gemüsebrühe)
1/8 l Schafsmilch
1/8 l Basensauce (s. S. 81)
1 Bund Kerbel, fein geschnitten
Pfeffer aus der Mühle, Steinsalz
20 g Alsan-S-Margarine

Zubereitung:

Alle Zutaten zu einem Teig kneten und ca. 1 Stunde (mit Klarsichtfolie abgedeckt) ruhen lassen. Der Teig soll ziemlich fest sein, im Bedarfsfall gibt man etwas Wasser dazu. Mit Hilfe einer kleinen Nudelmaschine den Teig weiterverarbeiten. Die Nudeln in Salzwasser al dente kochen, abseihen, anrichten, mit Butterflocken bestreuen und mit der Steinpilzsauce servieren.

Für die Steinpilzsauce kleingeschnittene Zwiebel in einer großen Pfanne mit Margarine anbraten. Die geputzten, blättrig geschnittenen Steinpilze kurz mitbraten und (falls erlaubt) mit Weißwein ablöschen. Bis zur Hälfte einreduzieren lassen, Milch zugeben und wieder einkochen lassen, bis die Sauce leicht sämig wird. Mit Salz, Pfeffer und Kerbel abschmecken. Zum Schluß mit gut gewürzter Basensauce (Majoran oder Kerbel) verlängern.

Tip:

Die Nudeln eventuell mit Tomatenconcassee (geschälte und entkernte Tomaten kleingeschnitten) und frischem Basilikum oder Kresse garnieren.

Tip: Falls auf Eier zu verzichten ist, kann man auch gekaufte Vollkornnudeln verwenden.
Die italienischen Nudeln – mit Hartweizengrieß – sind meist ohne Eier gemacht.

Hirsenudeln „Carbonara"

für 2 Personen

Zutaten:
250 g fein gemahlenes Dinkel- und
Hirsemehl (je zur Hälfte gemischt)
1 TL Steinsalz
1 Ei (2 Wachteleier oder mehr Wasser)
6 – 8 EL Wasser oder Sojamilch

Carbonara-Sauce:
20 g Alsan-S-Margarine
50 g Zwiebel
50 g Putenschinken
1 EL gehackte Petersilie
1/4 l Schafsmilch oder Sojamilch
Steinsalz, Pfeffer aus der Mühle
2 Knoblauchzehen
1 – 2 Eier
evtl. 10 g Alsan-S-Margarine und
10 g Dinkelmehl miteinander verknetet

Zubereitung:
Mehl, Salz (Ei) und Flüssigkeit in einer
Schüssel gut vermischen und zu einem
glatten, nicht zu festen Teig verkneten

(gut 20 Minuten). Den Teig unbedingt
einige Stunden, am besten über Nacht
mit Folie zugedeckt ruhen lassen.
Mit der Nudelmaschine ausrollen und
feine Nudeln schneiden. Die Schnittflächen gut bemehlen, dann die Nudeln in
Salzwasser mit 1 EL Öl einkochen und
„al dente" (mit Biß) kochen.
Mit „Carbonara-Sauce" servieren.

Für die Carbonara-Sauce feingeschnittene Zwiebel in Margarine mit zerdrücktem Knoblauch anbraten. Feingeschnittenen Putenschinken zugeben und kurz
mitrösten. Mit Milch aufgießen und ca.
zur Hälfte einkochen lassen, bis die
Sauce dicklich wird. Evtl. mit Mehlbutterflocken auf die gewünschte Konsistenz bringen. Sauce vom Herd nehmen,
die aufgeschlagenen Eier einrühren und
stocken lassen. Sauce mit Salz, Petersilie
und Pfeffer abschmecken. Über die Nudeln anrichten.

Tip: Auf Eier kann auch verzichtet werden, wenn man statt dessen 1 EL Sojamehl und mehr Wasser (etwas mehr als ein Ei wiegt!) zum Teig gibt. Es gibt
auch im Handel Vollkornnudeln ohne Ei.
Ebenso kann die halbe Mehlmenge in Form von Hartweizengrieß ausgetauscht
werden.

Gefüllte Zucchini

mit Polentanockerln und Schafskäse

für 2 Personen

Zutaten:

2 mittelgroße Zucchini
30 g feingeschnittene Zwiebel
15 g Alsan-S-Margarine
etwas Meer- oder Steinsalz
1 Knoblauchzehe
100 g Tofu
1 EL Oreganoblätter
2–3 EL Schafs- oder Sojamilch
Pfeffer aus der Mühle
evtl. 50 g geschälte und gewürfelte
Tomaten

Zubereitung:

Zucchini waschen, Strunk entfernen und der Länge nach durchschneiden. Feingeschnittene Zwiebel in einer Pfanne mit Margarine anschwitzen, zerdrückten Tofu dazugeben, mit Milch vermischen und mit zerdrücktem Knoblauch, Majoran, Salz und Pfeffer würzen. Tomatenwürfel zuletzt unterheben. Die Zucchini im Kocheinsatz weichdämpfen und mit dem Tofu-Ragout füllen, evtl. mit etwas Schafskäse kurz überbacken oder bestreuen.
Polentanockerln s. S. 97.
Basensauce s. S. 81.

Buchweizenfladen

mit Gemüsegulasch und Ei, dazu Kräuter-Basensauce

für 2 Personen

Zutaten:

150 g Buchweizen (ganzes Korn)
ca. 300 g Wasser
1 Eigelb (oder 3 EL Basensauce)
20 g Alsan-Margarine
50 g Zwiebel
50 g Champignons
1 Bund Thymian
Steinsalz, Pfeffer aus der Mühle
2 Zehen Knoblauch

Zubereitung:

Zwiebel kleinschneiden, Champignons blättrig schneiden. Beides in einer Kasserolle mit Margarine anschwitzen, Buchweizen und zerdrückten Knoblauch zugeben und mit Wasser auffüllen. Einmal aufkochen lassen, dann bei mäßiger Hitze zugedeckt ausdünsten lassen (ca. 20 Min.).
Wenn das Getreide weich ist, in eine Schüssel geben und abkühlen lassen. Mit Eigelb, Thymian, Salz und Pfeffer abschmecken. Aus der Masse kleine Fladen formen und diese in einer Pfanne mit Olivenöl beidseitig kurz braten. Die Fladen mit Schafsjoghurt und frischem Thymian garnieren. Dazu serviert man Basensauce (s. S. 81) und Gemüsegulasch (s. S. 105).

Buchweizennockerl mit Fenchelgemüse

und Thymiansauce

für 2 Personen

Zutaten:
150 g Buchweizen
300 g Gemüsebrühe (s. S. 77)
oder Wasser
20 g Alsan-S-Margarine
50 g Lauch
50 g gelbe Rüben oder Karotten
Vollsalz
etwas Galgant-Wurzel oder Ingwer,
fein gemahlen bzw. geschnitten
50 g fein zerkleinerter Schafskäse
ca. 80 g Schafsjoghurt
10 frische, fein geschnittene
Salbeiblätter

Fenchelgemüse:
2 Fenchelknollen, Fenchelgrün
10 g Alsan-S-Margarine
Je 1/16 l Gemüsebrühe, evtl. Weißwein
(trocken), Schafsmilch und Basensauce
(s. S. 81)
Steinsalz

Zubereitung:
Lauch und gelbe Rüben kleinschneiden
und in einer Kasserolle mit Alsan anschwitzen. Buchweizen zugeben, ebenfalls kurz anschwitzen und mit Gemüsebrühe oder Wasser aufgießen. Salzen,
einmal aufkochen lassen, Kochplatte zurückschalten und zugedeckt etwa 20 Minuten ausdünsten lassen, bis der Buchweizen schön aufgebrochen und weich
ist.
Schafskäse und Joghurt untermischen
(mit Fleischgabel lockern), mit Galgant,
Salz und Salbeiblättern gut abschmek-
ken.
Für das Fenchelgemüse die Fenchelknollen putzen, halbieren, Strunk entfernen
und mit dem Grün in Streifen schneiden.
In einer Pfanne mit Alsan anschwitzen,
mit Gemüsebrühe oder evtl. Weißwein
löschen, kurz einreduzieren, Schafsmilch
zugeben und Fenchel weichdünsten.
Dann mit Basensauce mischen und mit
Fenchelgrün und etwas Salz abschmek-
ken.
Mit einem ovalen Eisportionierer schöne
Nockerln auf Tellern anrichten und mit
Basensauce und Fenchelgemüse servieren!

Buchweizenrisotto mit Gemüse und Pilzen

für 2 Personen

Zutaten:
1 Tasse Buchweizen (150 g)
50 g Jungzwiebel
2 – 3 Tassen Gemüsebrühe (s. S. 77)
Steinsalz
20 g Alsan-S-Margarine
ca. 1/8 l Majoran-Basensauce (s. S. 81)
1 EL frische Majoranblätter

Gemüse:
Ca. 150 g Gemüse wie Karotten,
Zucchini, gelbe Rüben
30 g Zwiebel
1 EL Olivenöl
100 g Pfifferlinge oder andere Pilze
1 TL Kerbel, frisch
Salz, Pfeffer, Ingwer

Zubereitung:
Fein geschnittene Zwiebel in Margarine anschwitzen, Buchweizen zugeben, kurz rösten und mit Gemüsebrühe aufgießen. Zugedeckt (ca. 20 Min.) ausdünsten lassen, salzen und mit frisch geschnittenen Majoranblättern abschmecken.

Das Gemüse in gefällige Scheiben schneiden und im Kocheinsatz weichdämpfen (Zucchini später zugeben).

Pilze putzen, Zwiebel kleinschneiden und beides in einer Kasserolle mit Olivenöl anbraten. Basensauce zugeben und mit Salz, Pfeffer, Ingwer und Kerbel abschmecken. Zuletzt das gedämpfte Gemüse dazumischen und nochmals nachwürzen. Das Risotto mit einem Reisring anrichten und das Gemüse mit den Pilzen in die Mitte geben. Mit Kerbel garnieren.

Tip: Buchweizen ist ein Knöterichgewächs. Man kann Buchweizen auch fein mahlen und das Mehl – wie Weizenmehl – verwenden!

Gemüseschnitzel mit Buchweizenfrikadellen

und Schafsjoghurt-Creme

für 2 Personen

Zutaten:

3 gelbe Rüben oder Karotten
1 Zucchini, evtl. 1 Kartoffel
1 Eigelb (oder 3 EL Kräutersauce)
Steinsalz, frisch getriebene Muskatnuß
5 frische Salbeiblätter, fein geschnitten
10 g Alsan-S-Margarine
50 g Lauch, fein geschnitten
2 Knoblauchzehen
2 EL Olivenöl
Rezept Buchweizenfrikadellen s. S. 145.

Schafsjoghurt-Creme:
2 Becher Schafsjoghurt (ca. 200 g)
Saft einer halben Zitrone
Steinsalz
2 Knoblauchzehen

Zubereitung:

Gelbe Rüben und Zucchini sehr fein reiben. Den Lauch in einer Pfanne mit Alsan anschwitzen und zugeben. Salbei, zerdrückten Knoblauch und Eigelb untermischen. Mit Salz und Muskatnuß abschmecken.

In einer großen flachen Pfanne Olivenöl erhitzen und kleine flache Gemüseschnitzel herausbraten. Diese Gemüseschnitzel kann man auch auf einem glatten Grill machen. Wichtig ist, daß sie nicht zu dick sind (ca. 1 cm stark) und daß sie „mit Gefühl" beidseitig goldgelb gebraten bzw. gegrillt werden.

Schafsjoghurt mit den Zutaten leicht vermischen (nicht stark rühren) und zum Gemüseschnitzel servieren.

Tip: Getreide beinhaltet auf 100 g ca. 10 g Eiweiß. Daher kann man – wenn erforderlich – auf die Bindung mit Eiern verzichten, wenn man etwas Schafsjoghurt, Schafstopfen, Schafskäse (gerieben) oder Kräuter-Basensauce zum gegarten Getreide mischt.

Ist das Getreide leicht gebunden, kann es mit einem Schöpfer oder Eisportionierer leichter angerichtet werden.

Gemüselasagne

mit Knoblauchdip

für 2 Personen

Zutaten:
1 mittelgroße Aubergine
2 Zucchinis
1 EL Olivenöl
1 Bund frisches Basilikum
Zitronensaft
Steinsalz

Füllung:
2 EL Olivenöl
2 Zehen Knoblauch
je 50 g Karotten, Sellerie, Zwiebel
1 Bund Basilikum
2 EL Tomatenmark
100 g zerkleinerter Schafskäse
20 g Alsan-S-Margarine
Steinsalz, Pfeffer aus der Mühle
1/2 l Gemüsebrühe (s. S. 77)

Knoblauchdip:
4 Zehen Knoblauch, fein zerdrückt
Steinsalz, Pfeffer
1 Becher Schafsjoghurt
feingeschnittenes Basilikum

Zubereitung:
Zuerst für die Füllung feinstgeschnittene Zwiebel, Karotten und Sellerie in einer großen Pfanne mit Olivenöl anschwitzen, Tomatenmark beigeben, salzen, mit Gemüsebrühe aufgießen und solange dünsten, bis das Gemüse sehr weich und die Flüssigkeit verdunstet ist. Mit Pfeffer, feinzerdrücktem Knoblauch und feingeschnittenem Basilikum und Alsan-Margarine gut abschmecken.

Aubergine in 1/2 cm dicke Scheiben schneiden, salzen und mit Zitronensaft beträufeln. Zucchini der Länge nach in dünne Streifen schneiden und salzen.
Aubergine und Zucchini in einer großen Pfanne mit Olivenöl beidseitig anbraten und mit feingehacktem Basilikum bestreuen. Eine feuerfeste Form ausbuttern und schichtweise die Auberginen- und Zucchinischeiben mit dem Gemüseragout bestreichen. Dazwischen Basilikumstreifen und etwas Schafskäse geben. Zum Schluß Schafskäse darüberstreuen und im heißen Ofen bei 200 ° C ca. 10 Min. überbacken.

Für den Knoblauchdip Joghurt mit Knoblauch, Salz und Pfeffer mischen und dazureichen.

Steinpilz-Kartoffel-Gulasch

mit Putenwurst und Schafsjoghurt

für 2 Personen

Zutaten:
300 g Kartoffeln (mehlig)
100 g Putenwurst (Frankfurter)
100 g Zwiebel
2 Zehen Knoblauch
1 EL Paprikapulver
2 EL Olivenöl
2 EL Tomatenmark (ungesüßt)
2 Lorbeerblätter, Kümmel gemahlen
1 TL frisch gehackter Thymian
1 l Gemüsebrühe (s. S. 77) oder Wasser
Steinsalz, Pfeffer aus der Mühle
2 EL Schafsjoghurt
50 g getrocknete Steinpilze

Zubereitung:
Zwiebel feinschneiden. Kartoffeln schälen und in nicht zu große Würfel schneiden.

Zwiebeln in einem Kochtopf mit Olivenöl goldgelb anbraten, Paprikapulver, getrocknete Steinpilze und Tomatenmark dazugeben und mit Gemüsebrühe aufgießen.

Die Kartoffelwürfel dazugeben, mit Salz, Pfeffer, Lorbeer, Knoblauch, Kümmel und Thymian würzen und langsam weichkochen lassen. (Wenn das Gulasch zu wenig sämig ist, dann 2 EL Dinkelmehl oder Kartoffelstärke mit 4 EL Wasser verrühren und damit eindicken.) Die in Scheiben geschnittene Putenwurst dazugeben, eventuell nachwürzen, anrichten und mit je 1 EL Joghurt garnieren.

Tip: Zwiebel ist roh genossen leichter verdaulich als gekocht. Daher sollten die Mengen beachtet werden. Am Abend ist auf Zwiebel vorzugsweise zu verzichten, da Blähungsgefahr besteht.

Zucchini-Kartoffel-Gratin

mit Ofenkartoffeln und Thymiansauce

für 2 Personen

Zutaten:
Je 2 mittelgroße Karotten und Zucchini,
in Scheiben geschnitten
50 g junge Lauchzwiebel
30 g Alsan-S-Margarine
ca. 1/4 l Mineralwasser
1 Eigelb (kann man auch weglassen)
50 g Schafsjoghurt, dick oder Schafsquark
Steinsalz, Muskatnuß
50 g Schafskäse
Je 2 geschälte und halbierte Kartoffeln
Vollsalz, Olivenöl, ganzer Kümmel

Zubereitung:
Die Kartoffelhälften etwas gerade schneiden, auf ein gefettetes Backblech setzen,
mit Salz und Kümmel bestreuen und im
Ofen bei 200° C etwa 45 Min. backen, bis
die Kartoffeln weich sind.

Die kleingeschnittene Lauchzwiebel in
einer großen Pfanne mit Margarine anschwitzen, die Zucchinischeiben dazugeben und anbraten. Wenn die Zucchinis
bißfest sind, herausnehmen und zur Seite
stellen. Die Karottenscheiben in die
Pfanne geben, mit Mineralwasser auffüllen und weichdünsten. Es darf keine
Flüssigkeit zurückbleiben.

Eigelb (evtl.) mit Joghurt verrühren und
unter das Gemüse mischen. Mit Salz,
Muskat und Pfeffer würzen, den zerklei-
nerten Schafskäse unterheben, in eine
Auflaufform füllen und im vorgeheizten
Ofen kurz überbacken.

Zubereitung der Thymiansauce s. S. 81.

Tip: Anstatt der Alsan-S-Margarine kann jede andere – möglichst ungehärtete –
Vollöl-Pflanzenmargarine verwendet werden. Im Reformhaus erhältlich.

Gefüllte Auberginen

mit Fächerkartoffeln und Schafsjoghurt

für 2 Personen

Zutaten:
1 mittelgroße Aubergine
Zitronensaft
2 EL Olivenöl
50 g Zwiebel
100 g Champignons
100 g Zucchini
50 g Tomaten
1 Bund frische Oreganoblätter
Steinsalz, Pfeffer aus der Mühle
1/8 l Kräuter-Basensauce (s. S. 81)
evtl. 50 g Schafsjoghurt
2 mittelgroße Kartoffeln geschält und in dünne Scheiben geschnitten
Steinsalz, Olivenöl, Kümmel gemahlen

Zubereitung:
Die Auberginen der Länge nach halbieren, etwas aushöhlen, mit Zitronensaft bestreichen, auf ein geöltes Backblech legen und im vorgeheizten Ofen bei 180 Grad ca. 15–20 Minuten backen.

Die Fächerkartoffeln auf das gleiche gefettete Backblech legen, salzen, Kümmel daraufstreuen und im Ofen bei 220 Grad garen.

Für die Füllung kleingeschnittene Zwiebel in einer großen Pfanne mit Olivenöl anbraten. Das Kleingeschnittene von der ausgehöhlten Aubergine und die blättrig geschnittenen Zucchini und Champignons mitbraten. Mit Salz, Pfeffer und feingeschnittenen Oreganoblättern abschmecken und zum Schluß die geschälten Tomatenwürfel untermischen. Mit Basensauce mischen und nochmals abschmecken. Diese Gemüsefüllung in die Auberginenhälften füllen und mit Joghurt garnieren. Die Fächerkartoffeln und etwas Kräutersauce gesondert dazu reichen.

Gefüllte Auberginen mit Buchweizen, Schafskäse und Tomatenconcassee

für 2 Personen

Zutaten:

2 Auberginenhälften, etwas Zitronensaft, Steinsalz, Pfeffer aus der Mühle
150 g Buchweizen (ganzes Korn)
ca. 300 ml Wasser
50 g Schalotten
50 g Pfifferlinge oder Champignons
50 g fein zerkleinerter Schafs- oder Ziegenkäse
20 g Alsan-S-Margarine
1 Eigelb (kann man auch weglassen)
1 EL feingeschnittene Majoranblätter
evtl. 2 Zehen Knoblauch

Tomatenconcassee:
150 g Tomaten, geschält und entkernt
2 EL feingeschnittenes Basilikum, frisch oder in Öl eingelegt
1 EL Olivenöl, Steinsalz, Pfeffer aus der Mühle
ca. 1/8 l Basensauce (s. S. 81)
evtl. 2 Zehen Knoblauch

Zubereitung:

Den Buchweizen waschen, abtropfen lassen und mit Margarine in einem Kochtopf mit feingeschnittener Zwiebel, zerdrücktem Knoblauch und Pilzen anschwitzen. Mit Wasser auffüllen und zugedeckt ca. 20 Minuten ausdünsten lassen. Käse (und Eigelb oder 2 EL Basensauce) untermischen und mit Majoran und Salz würzen.

Die Auberginenhälften mit Zitronensaft, Salz und Pfeffer würzen, mit dem Buchweizen füllen, mit etwas Käse belegen und im Ofen bei 180 Grad kurz überbacken. Mit Tomatenconcassee servieren.

Für das Tomatenconcassee die geschälten Tomaten in kleinere Würfel schneiden und in einer Pfanne mit Olivenöl kurz anschwitzen. Zerdrückten Knoblauch und Basilikum zugeben und mit Salz und Pfeffer abschmecken. Mit etwas Basensauce mischen.

Geschmortes Fenchelgemüse

mit Bircher-Benner-Kartoffeln

für 2 Personen

Zutaten:

3 – 4 mittelgroße Fenchelknollen mit
Fenchelgrün
1/4 l Schafsmilch (Sahne) oder
Basensauce
50 g Schalotten
2 EL Olivenöl oder
20 g Alsan-Margarine
4 mittelgroße mehlige Kartoffeln
Kümmel

Zubereitung:

Die Fenchelknollen putzen, eventuell die
äußeren Schalen entfernen und die Knol-
len der Länge nach halbieren.
Die Schalotten und das Fenchelgrün
kleinschneiden, in einer Stielpfanne anschwitzen, Fenchel kurz anbraten und
mit Schafsmilch aufgießen. Bei kleiner
Hitze solange zugedeckt einkochen lassen, bis der Fenchel weich ist. Dann den
Fenchel herausnehmen, warmhalten und
die Flüssigkeit solange einreduzieren
lassen, bis eine leicht dickliche Sauce
entsteht (evtl. mit etwas Kräuter-Basensauce strecken, s. S. 81). Über den Fenchel gießen.
Die Kartoffeln sauber waschen, abtrocknen, der Länge nach halbieren, auf ein
gefettetes Backblech legen, mit Kümmel
bestreuen und im Backrohr bei 200 Grad
ca. 40 Min. garen.

Gemüseauflauf

mit Kerbelsauce

Zutaten:

50 g junger Lauch oder Zwiebel
200 g gemischtes Gemüse wie Kohl,
Karotten, gelbe Rüben, Mangold-Spinat,
Sellerie
frische Kräuter wie Thymian, Majoran
und Oregano
50 g feingeriebener Schafskäse
Steinsalz, Muskatnuß
20 g Alsan-Margarine

Zubereitung:

Das Gemüse gefällig schneiden und im
Kocheinsatz weichdämpfen. Feingeschnittenen Lauch oder Zwiebel in
einem Kochgeschirr mit Margarine anschwitzen, das gedämpfte Gemüse dazugeben, mit den feingeschnittenen Kräutern, Salz und Muskat würzen. Den geriebenen Käse untermengen und das Gemüse im heißen Ofen kurz überbacken.
Kerbelsauce (siehe Grundrezept Basensauce, S. 81), mit frischem Kerbel zubereiten.

Kräuter-Basensauce Stufe 2 + 3
Grundsauce für verschiedene Kräutersaucen
für 4 Personen

Zutaten:
200 g mehlige Kartoffeln, geschält
50 g Lauch oder Zwiebel
20 g Alsan-Margarine
1/2 l Gemüsebrühe (oder Wasser)
frisch geriebene Muskatnuß, Pfeffer
aus der Mühle
4 EL Schafsmilch, Sojamilch oder
Ziegenmilch
1 Bund frische Kräuter (Basilikum,
Thymian, Majoran ...)
eventuell etwas Knoblauch, Steinsalz

Zubereitung:
Kleingeschnittenen Lauch oder Zwiebel in einem Kochtopf mit Margarine anschwitzen und die würfelig geschnittenen Kartoffeln dazugeben, salzen und mit Gemüsebrühe aufgießen.

Kartoffeln garen und die feingeschnittenen Frischkräuter, Milch, Salz, Pfeffer und Muskat dazugeben. Das Ganze wird mit dem Mixstab oder im Mixglas püriert (evtl. etwas verdünnen) und abgeschmeckt.

Wird diese Sauce zu Fleisch- oder Fischgerichten gereicht, so kann man den beim Zubereiten austretenden Saft untermischen. Je nach Zugabe der Frischkräuter erhält man eine Thymiansauce, Basilikumsauce, Majoransauce usw.

Tip: Diese Kräuter-Basensauce kann zum Binden von sämtlichen Getreidegerichten, Aufläufen oder Gemüse verwendet werden. Sie wird überall dort eingesetzt, wo zuvor in der traditionellen Küche Mehlbindungen oder Einbrenn Bedeutung fanden.

Fischrisotto

mit Basilikumsauce

für 2 Personen

Zutaten:

100 g Vollwertreis (Reis mit Silber-
häutchen)
50 g Calamari, frisch
50 g Shrimps, frisch
30 g Lauch
30 g gelbe Rüben
2 Knoblauchzehen
1 EL feingeschnittene Basilikumblätter
oder 1 TL gehackte Petersilie
2 EL Olivenöl
20 g feingehackte Schalotten
200 g Wasser oder Fischsud
3–4 Safran-Fäden
Pfeffer aus der Mühle
Basilikumsauce (s. S. 123)

Zubereitung:

Feingeschnittenen Lauch mit Schalotten und Knoblauch in einer Kasserolle mit Olivenöl anschwitzen. Calamari in kleinere Stücke schneiden und mit dem Safran dazugeben.

Mit Wasser oder Fischsud aufgießen, salzen und unter Rühren langsam weichwerden lassen. Zuletzt die frischen Shrimps untermischen und mit Basilikum und Pfeffer aus der Mühle abschmecken.

Mit einem großen Eisportionierer anrichten und evtl. mit separat gebratenen Calamari (oder anderen Fischen) und Shrimps garnieren.

Mit Basilikum-Basensauce servieren!

Tip: Verwendet man zum Fischrisotto andere Fische, die zarter sind als Calamari, so werden diese extra angebraten und dem Risotto zum Schluß dazugegeben.

Saiblingfilet
mit Lauchsauce, Sojasprossen und Kürbisgemüse

für 2 Personen

Zutaten:
2 Saiblingfilets à 100 g
1 TL Olivenöl
1 EL feingeschnittene Basilikumblätter
Steinsalz, Pfeffer aus der Mühle
1 TL Zitronensaft
2 EL frische Sojasprossen

Lauchsauce:
100 g mehlige Kartoffeln, geschält und kleingeschnitten
50 g Lauchgemüse, kleingeschnitten
10 g Alsan-S-Margarine
1/4 l Gemüsebrühe oder Wasser
Steinsalz, Pfeffer aus der Mühle
2–3 EL Schafsmilch
Zubereitung wie auf Seite 123 beschrieben (Basensauce)

Kürbisgemüse:
200 g Kürbisgemüse (geschält, entkernt), kleingeschnitten
30 g Zwiebel

20 g Alsan-S-Margarine
1 TL frische Thymianblätter
Steinsalz, Pfeffer aus der Mühle, Muskatnuß
2 EL Kürbiskerne, geröstet
1/8 l Basensauce (Rezept s. S. 123)

Zubereitung:
Die Filets mit Basilikum, Zitronensaft, Salz und Pfeffer würzen und in einer Gußeisenpfanne mit Olivenöl beidseitig „rosa" braten, mit Sojasprossen garnieren.
Das Kürbisgemüse im Kocheinsatz weichdämpfen. Kleingeschnittene Zwiebel in einer großen Pfanne mit Margarine anschwitzen, gedämpftes Kürbisgemüse zugeben, mit Basensauce mischen und mit Thymian, Salz, Muskat und Pfeffer abschmecken. Mit gerösteten Kürbiskernen bestreuen.

Gegrilltes Kalbs- oder Putenschnitzel

mit Rosmarinsauce und Gemüsegarnitur

für 2 Personen

Zutaten:
2 Schnitzel à 100 g
Steinsalz, Pfeffer aus der Mühle
1 TL Öl
Rosmarin-Basensauce (siehe Grundsauce S. 123) mit frischem Rosmarin

Gemüsegarnitur:
Je 2 Rosen Blumenkohl und Brokkoli
100 g Mangold-Spinat
4 – 6 junge Karotten
1/16 l Basensauce
10 g Alsan-Margarine
Steinsalz, Pfeffer

Zubereitung:
Zuerst die Basensauce mit Rosmarin zubereiten (s. S. 123).

Den Mangold-Spinat in größere Stücke
schneiden und im Kocheinsatz weichdämpfen. Dann in einer Pfanne mit Margarine und Basensauce schwenken und
mit Salz und Pfeffer würzen.
Brokkoli, Blumenkohl und Karotten
weichdämpfen oder kochen (Wasser wei-
terverwenden), mit etwas Margarine ein-
pinseln und als Garnitur dazureichen.
Die Schnitzel mit Salz und Pfeffer würzen und in einer Gußeisenpfanne mit wenig Öl beidseitig grillen oder braten. Das
Fleisch soll „zart rosa und saftig" sein.
Eventuell abgelaufener Fleischsaft wird
unter die Rosmarin-Basensauce gemischt.

Gegrilltes Kalbsschnitzel oder Hühnerbrüstchen

mit Rosmarinsauce und Blattspinat

für 2 Personen

Zutaten:
2 Kalbsschnitzel à 100 g (oder 2 Hühnerbrüstchen)
1 TL Öl
Steinsalz, Pfeffer aus der Mühle
300 g Blattspinat, frisch und geputzt
20 g Alsan-Margarine
2 Knoblauchzehen
1 kleine Zwiebel
Pfeffer aus der Mühle
4 EL Schafsmilch

Zubereitung:
Die feingeschnittene Zwiebel und den
Knoblauch in einer Pfanne mit Marga-
rine anschwitzen, den gut abgetropften
Spinat dazugeben und zusammenfallen
lassen. Mit Salz und Pfeffer würzen. Mit
Schafsmilch verfeinern. Eventuell 4 EL
Basensauce untermischen.
Rosmarin-Basensauce (s. S. 123).
Die Kalbsschnitzel salzen, in einer
Pfanne mit Öl beidseitig rosa braten und
mit Spinat und Rosmarinsauce servie-
ren.

Vorschläge für den Speiseplan
Anti-Pilz-Diät Stufe 3

Wichtig:
Wie bei Stufe 2 gibt es auch bei Stufe 3 Dinkelfladen oder Dinkel-Sauerteigbrot. Das Frühstücksgetränk bleibt in Form von verschiedenen Kräutertees gleich, welche weiterhin ungesüßt getrunken werden sollen.

Frühstück:
Bei Stufe 3 bleibt die Auswahl gleich wie bei Stufe 1 und 2

Zusätzliche Aufstriche stehen zur Auswahl:
Käseaufstrich mit Gemüse
Knoblauch-Kartoffel-Aufstrich
Sojaaufstrich mit Rinderschinken
Schafskäseaufstrich mit Thymian

Mittagessen:
Im Unterschied zu Stufe 1 und 2 gibt es bei Stufe 3
als Vorspeise verschiedene Salate mit Joghurt-Dressing

Weitere Auswahl von Suppen:
Grünkohlsuppe mit Buchweizen
Blumenkohlsuppe
Gurkensuppe mit Dill

*Bei Stufe 3 kann auch zu Mittag ein Getreidegericht
nach Wahl ausgesucht werden.*
Polenta mit Gemüse und Kerbelsauce
Hirseschnitzel mit Bohnengulasch
Gefüllte Paprika mit Hirse und Tomatensauce
Buchweizenfrikadellen mit Paprikagemüse
Buchweizenpfannkuchen
Buchweizenpfanne mit Brokkoli
Buchweizennudeln mit Radicchio
Buchweizen-Nudelauflauf
Gefüllte Kohlblätter mit Buchweizen
Kartoffelbrei mit Gemüse, Kraut und Putenwürstchen
Gefüllte Ofenkartoffeln mit Paprikagjuwetsch
Kartoffelrösti mit Brokkoli

Vollwertreis mit Champignonragout
Vollwertreis-Nockerl mit Knoblauchsauce

Mildes Sauerkraut mit Sojasprossen

Geschnetzeltes Rind- oder Lammfleisch mit Gemüsepüree
Gemüseeintopf mit Lammfleisch

Abendessen:
Das Abendessen bleibt gleich wie bei Stufe 1 und 2: Basensuppen oder Aufstriche
mit Pellkartoffeln!

Muster-Speiseplan
Anti-Pilz-Diät Stufe 3

1. Tag:

Frühstück
1 Kanne Anserinen- oder Zinnkraut-Tee
Dinkelfladen oder Sauerteigbrot
Knoblauch-Kartoffelaufstrich

Mittagessen
Blumenkohlsuppe oder Gurkensuppe
Polenta mit Gemüse und Kerbelsauce

Abendessen
1 Kanne Anserinen- oder Zinnkraut-Tee
Scheiben von warmen Pellkartoffeln
Knoblauch-Kartoffelaufstrich

2. Tag:

Frühstück
1 Kanne Melissen- oder Eberwurz-Tee
Dinkelfladen oder Sauerteigbrot
Käseaufstrich mit Gemüse

Mittagessen
Gemüse-Basensuppe
Hirseauflauf mit Gemüse und Basensauce

Abendessen
1 Kanne Melissen- oder Eberwurz-Tee
Scheiben von warmen Pellkartoffeln
Schafskäseaufstrich

3. Tag:

Frühstück
1 Kanne Brennessel- oder Senikelwurz-Tee
Dinkelfladen oder Sauerteigbrot
Sojaaufstrich mit Rinderschinken

Mittagessen
Grünkohlsuppe mit Buchweizen
Buchweizenpfanne mit Brokkoli

Abendessen
1 Kanne Brennessel- oder Senikelwurz-Tee
Scheiben von warmen Kartoffeln
Sojaaufstrich mit Rinderschinken

4. Tag:

Frühstück
1 Kanne Lindenblüten- oder Blutwurz-Tee
Dinkelfladen oder Sauerteigbrot
Avocadoaufstrich

Mittagessen
Kürbis-Basensuppe
Geschnetzeltes mit Gemüsepüree
oder Gemüseeintopf mit Lammfleisch

Abendessen
1 Kanne Lindenblüten- oder Blutwurz-Tee
Scheiben von warmen Kartoffeln
Avocadoaufstrich

5. Tag:

Frühstück
1 Kanne Waldmeister- oder Angelika-Tee
Dinkelfladen oder Sauerteigbrot
Mandelaufstrich

Mittagessen
Minestrone — Gemüsesuppe
Vollwert-Reisnockerln mit Knoblauchsauce

Abendessen
1 Kanne Waldmeister- oder Angelika-Tee
Scheiben von warmen Pellkartoffeln
Mandelaufstrich

6. Tag:

Frühstück
1 Kanne Weidenröschen- oder Citronella-Tee
Dinkelfladen oder Sauerteigbrot
Forellenaufstrich

Mittagessen
Karottensuppe
Pellkartoffeln mit Alsan-S-Margarine
oder zur Wahl:
Kartoffelbrei mit Kraut und Würstchen
oder
Gefüllte Ofenkartoffeln mit Paprikagjuwetsch
oder
Kartoffelrösti mit Brokkoli

Abendessen
1 Kanne Weidenröschen- oder Citronella-Tee
Dinkelfladen oder Sauerteigbrot
Forellenaufstrich

7. Tag:

Frühstück
1 Kanne Schafgarben- oder Efeu-Tee
Dinkelfladen oder Sauerteigbrot

Mittagessen
Gemüse-Basensuppe
Hirseschnitzel mit Bohnengulasch
oder Gemüseeintopf mit Lammfleisch

Abendessen
1 Kanne Schafgarben- oder Efeu-Tee
Dinkelfladen oder Sauerteigbrot
Schafskäseaufstrich

Grundrezept für gebackene Brotfladen ohne Hefe
für 4 Fladen

Zutaten:
250 g feingemahlenes Vollkornmehl (kurz vor der Zubereitung frisch gemahlen) aus Dinkel, Buchweizen, Quinoa oder Amaranth

1/4 l kohlensäurereiches Mineralwasser oder Acidophilus-Milch (evtl. auch halb Wasser, halb Milch). Bei Milchunverträglichkeit nimmt man Schafs- oder Sojamilch. Anstatt Mineralwasser kann als Flüssigkeit auch Wasser oder Gemüsebrühe verwendet werden.

Zum Würzen:
Meersalz, gemahlener Kümmel oder Anis
(Durch Zugabe von feingeschnittenen Zwiebeln, Knoblauch, Frischkräutern oder Bärlauch – in einer Pfanne mit Butter geschwenkt – werden „Anti-Pilz-Mittel" eingebaut und es ergeben sich zusätzliche Geschmacksrichtungen).

Zubereitung:
Vollkornmehl mit gewählter Flüssigkeit zu einem Teig verrrühren, diesen gut würzen und mit Hilfe eines Eßlöffels Fladen auf ein gefettetes oder mit Backpapier ausgelegtes Backblech auftragen.

Den Teig mit einer Gabel mehrmals einstechen und im vorgeheizten Backofen bei 220 Grad 10 Minuten backen. Die Fladen mit Hilfe einer breiten Spachtel umdrehen und weitere 5–10 Minuten ausbacken.

Die Fladen auf einem Gitter erkalten lassen. Dann mit einem sauberen Küchentuch abdecken und durchtrocknen lassen.

Rezepte für die Anti-Pilz-Diät Stufe 3

Buchweizen-Krautfladen

für 6 Fladen

Zutaten:
250 g frisch gemahlenes Buchweizen-
mehl (sehr fein)
Je 1/8 l Mineralwasser und Acidophilus-
Milch (bei Milchunverträglichkeit
Schafsmilch oder Sojamilch)
200 g feingeschnittenes Frischkraut oder
Kohl

2 Zehen gepreßter Knoblauch
20 g Alsan-S-Margarine oder
evtl. Butter
Meersalz und gemahlener Kümmel

Zubereitung:
Siehe Grundrezept Seite 94

Sauerkrautfladen

für 6 Fladen

Zutaten:
250 g Dinkel oder Buchweizen,
frisch gemahlen (sehr fein)
1/4 l Mineralwasser mit Kohlensäure
100 g mildes Sauerkraut,
fein geschnitten
50 g Jungzwiebel mit Grün

20 g Alsan-S-Margarine oder
evtl. Butter
Meersalz, gemahlener Kümmel

Zubereitung:
Siehe Grundrezept Seite 94

Buchweizenfladen mit Bärlauch

für 6 Fladen

Zutaten:
250 g sehr fein gemahlenes Buchweizenmehl
1/4 l Gemüsebrühe oder Mineralwasser
2 Bund Bärlauch (wilder Knoblauch)
evtl. Schnittlauch

20 g Alsan-S-Margarine oder
evtl. Butter
Meersalz

Zubereitung:
Siehe Grundrezept Seite 94

Dinkelfladen mit Knoblauch und Oregano
für 6 Fladen

Zutaten:
250 g feingemahlenes Dinkelmehl (Vollkorn)
Je 1/8 l Mineralwasser und Acidophilus-Milch
(bei Milchunverträglichkeit Schafs- oder Sojamilch)
4 Knoblauchzehen, fein gepreßt

2 Bund frische Oreganoblätter,
fein geschnitten

Zubereitung:
Siehe Grundrezept Seite 94. Die Kräuter und den Knoblauch unter die Teigmasse mischen.

Buchweizenfladen mit Blattspinat und Schafsquark
für 6 Fladen

Zutaten:
250 g Buchweizen, frisch gemahlen (sehr fein)
1/4 l Gemüsebrühe oder Mineralwasser
50 g Schafsquark oder fein zerkleinerter Schafskäse
100 g frischer Blattspinat
1 kleine Zwiebel
2 Knoblauchzehen
20 g Alsan-S-Margarine oder
evtl. Butter
Meersalz

Zubereitung:
Siehe Grundrezept Seite 94. Den frischen Blattspinat in einer großen Pfanne mit Butter und feingehackter Zwiebel und Knoblauch zusammenfallen lassen. Grob hacken und zur Teigmasse mischen. Den Schafsquark oder Käse dazugeben.

Hirsefladen mit Schafsmilch
für 6 Fladen

Zutaten:
250 g Hirsemehl, frisch gemahlen (dadurch bester Geschmack)
1/8 l Schafsmilch (Ziegen- oder Stutenmilch)
1/8 l Schafsjoghurt
1 kleine Zwiebel, feingeschnitten
20 g Alsan-S-Margarine oder
evtl. Butter
Meersalz

Zubereitung:
Siehe Grundrezept Seite 94.

Wichtig:
Bei Milchunverträglichkeit kann anstatt der Butter bei allen Rezepten Pflanzenmargarine (Alsan-S) genommen werden.

Grundrezept:

Candida-Sauerteigbrot

ohne Hefe

Zutaten:
für einen Laib Brot (ca. 1 kg):

Sauerteigansatz:
2 EL gekochte Dinkelkörner
5 cl Wasser (1/4 Tasse)
100 g Dinkelmehl (1/2 Tasse)
Alles gut durchkneten und in einem mit
Deckel verschlossenen Glas 2 – 3 Tage
stehenlassen.

Weitere Zutaten:
1 kg (5 Tassen) frisches Dinkelmehl,
kurz vor Verwendung fein gemahlen
(biol. Anbau)
200 g gekochte Dinkelkörner (1 Tasse)
ca. 1/4 l lauwarmes Wasser
(1 1/4 Tassen)
2 EL Sonnenblumenkerne
Meersalz und gemahlener Kümmel

Zubereitung:
Den angesetzten Sauerteig mit lauwar-
mem Wasser mischen, Mehl, Dinkelkörner, Sonnenblumenkerne, Meersalz und
Kümmel dazugeben und gut durchkneten.
Etwas Teig (ca. 100 g) wegnehmen und in
einem Glas 12 Stunden lang bei Zimmer-
temperatur warmstellen. Danach kann
der Teig bis zu einer Woche gekühlt für
das nächste Brot aufgehoben werden.
Den Brotteig gut kneten und mit dem
Teigschluß nach oben in ein gut bemehltes Brotkörbchen geben (evtl. Kasten-
form). Gut 4 – 6 Stunden an einem warmen Ort abgedeckt „gehen" lassen. In
dieser Zeit sollte der Brotteig 1 1/2mal
so groß sein wie zu Anfang.
Den Brotteig auf ein gut bemehltes
Backblech stürzen oder in der Kasten-
form belassen und bei 200 Grad im vorgeheizten Backofen (untere Schiene) ca.
45 Minuten backen. Auf einem Gitter
auskühlen lassen. Am nächsten Tag an-
schneiden und genießen.

Bewährte Variationen:
Je nach Geschmack können Zwiebeln,
Ingwer, Thymian, Knoblauch, Kresse,
Lauch, Minze, Sesam, Kürbiskörner
oder Leinsamen untergemischt werden.
Die Mehle können auch gemischt werden! Wird der Brotteig in einer Kasten-
form gebacken, so kann man mehr Flüssigkeit dazugeben. Aus dem Teig können
auch Fladen gebacken werden (s. S. 94).

Brot aus Getreidebrei:

Candida-Hirsebrot

Zutaten:
250 g Hirse (Goldkern)
3/4 l Gemüsebrühe oder Wasser (S. 77)
1 kleine Zwiebel, feingeschnitten
(Jungzwiebel mit Grün)
20 g Alsan-S-Margarine oder
evtl. Butter
Meersalz

Zubereitung:
Hirse waschen, in einen Topf geben und
mit Wasser auffüllen. Die Zwiebel in
einer Pfanne mit Butter anschwitzen
(nicht bräunen) und dazugeben. Salzen,
einmal aufkochen und bei kleiner
Flamme ca. 15 Minuten garen. Den Dek-
kel abnehmen und den Hirsebrei in eine
kalt ausgespülte Terrinenform pressen.
Nach dem Abkühlen läßt sich das Hirse-
brot gut schneiden und auf Reisen oder
zur Arbeit mitnehmen.

Candida-Buchweizenbrot

Zutaten:
250 g Buchweizen
3/4 l Wasser oder Milch (Schafs- oder
Sojamilch)
1 kleine Zwiebel (Jungzwiebel mit
Grün), feingeschnitten
2 Zehen Knoblauch, zerdrückt
20 g Alsan-S-Margarine oder
evtl. Butter
Meersalz

Zubereitung:
Siehe Candida-Hirsebrot.

Candida-Quinoabrot oder Amaranthbrot

Zutaten:
250 g Quinoa oder Amaranth
3/4 l Gemüsebrühe oder Wasser
Schafs- oder Sojamilch
1 kleine Zwiebel
2 Knoblauchzehen
20 g Alsan-S-Margarine oder
evtl. Butter
Meersalz

Zubereitung:
Siehe Candida-Hirsebrot.

Käseaufstrich

mit Gemüse
für 2 Personen

Zutaten:
120 g Ziegen- oder Schafskäse
2 – 3 EL Sojamilch oder Schafsmilch
1 TL frisch geschnittene Basilikumblätter
1 TL kaltgepreßtes Olivenöl

Zubereitung:
Den Käse im Mixer mit soviel Soja-
oder Schafsmilch pürieren, daß eine cre-
mige Masse entsteht. Der Käse kann
(wenn er nicht zu weich ist) auch fein
gerieben werden. Mit frischem Basilikum und Olivenöl abschmecken.

Knoblauch-Kartoffelaufstrich

mit Thymian
für 2 Personen

Zutaten:
200 g mehlige Kartoffeln
15 g Alsan-S-Margarine
2 EL Schafsjoghurt (Schafsmilch)
Vollsalz, frisch geriebene Muskatnuß
3 Zehen Knoblauch, 1 EL feingehacktes
Kerbel, Minze oder andere Frischkräuter

Zubereitung:
Kartoffeln im Kocheinsatz weichdämpfen, pellen und noch heiß durch die Kartoffelpresse drücken. Mit Margarine,
feinstgeschnittenem Knoblauch und Joghurt mischen, mit Salz, Muskat und
Kräutern gut abschmecken. In einen
Spritzsack füllen und portionsweise anrichten.

Sojaaufstrich

mit Rinderschinken und Frischkräutern
für 2 Personen

Zutaten:
150 g Tofu
2 Knoblauchzehen
30 g Zwiebel
20 g Alsan-S-Margarine
50 g Rinderschinken
1 EL frischgehackte Kräuter
Steinsalz, Pfeffer aus der Mühle

Zubereitung:
Tofu und Rinderschinken kleinschneiden
und im Mixer fein pürieren. Kleingeschnittene Zwiebel und Knoblauch in
einer Pfanne mit Margarine anbraten,
zugeben und mit den Kräutern mitmixen. Wenn der Aufstrich zu fest ist, evtl.
etwas Flüssigkeit (Schafsjoghurt oder
Wasser) beim Mixen zugeben. Mit Salz
und Pfeffer abschmecken.

Schafskäseaufstrich

mit feingehacktem Thymian

für 2 Personen

Zutaten:
200 g Schafsquark
4 EL Schafsjoghurt
1 EL kaltgepreßtes Öl
1 TL frischgehackter Thymian
Steinsalz
2 Zehen Knoblauch

Zubereitung:
Den Schafsquark mit dem zerdrückten Knoblauch, Joghurt und Öl vermischen und mit Salz und Thymian würzen.

Blattsalat

mit Dressing aus Schafsjoghurt
für 2 Personen

Zutaten:
1 Kopf gartenfrischer Kopfsalat oder
Feldsalat, eventuell gemischt mit etwas
Ruccola, Gartenkresse oder Schnittsalat

Salatdressing:
100 g Schafsjoghurt
2 EL kaltgepreßtes Olivenöl (oder ein
anderes Pflanzenöl)
1 EL Apfelbalsamico (natur)

Steinsalz, Pfeffer aus der Mühle
1 TL feingeschnittene Thymianblätter
oder Majoran
1 TL Zitronensaft

Zubereitung:
Salat putzen, kurz waschen und gut abtropfen lassen. Die Zutaten für das Dressing miteinander verrühren und über den
Salat geben.

Leinöl-Salatdressing

Zutaten:
1 Eigelb
3 EL kaltgepreßtes Leinöl
2 EL Schafsjoghurt
Steinsalz, Pfeffer aus der Mühle
1 EL Balsamico-Essig (ungesüßt)

Zubereitung:
Eigelb mit allen Zutaten im Mixer kurz
aufschlagen und dieses Dressing über
den gemischten Blattsalat geben.

Salatvorschläge

Eisbergsalat
mit Tomaten, Paprikaschoten und Zwiebel

Spinatsalat
mit Fenchelstreifen und Knoblauch

Paprikasalat
mit Zwiebel, Knoblauch und Eisbergsalat

Rettichsalat
mit Schnittlauch und Schafsjoghurt

Roter-Rüben-Salat
mit Kümmel und sauren Apfelstreifen

Weißkrautsalat
mit Karotten, Zucchini und geriebenem Meerrettich

Sauerkrautsalat
mit Karotten und sauren Apfelspalten

Chinakohlsalat
mit gelben Rüben

Gurkensalat
mit Kümmel und Schafsjoghurt

Radicchiosalat
mit Zwiebeln und Lauch

Zum Anrichten der Salate eignet sich immer das Schafsjoghurt-Dressing (s. S. 139).

Wichtig:
Wegen ihrer Gärungsfreudigkeit sollten Salate niemals am Abend gegessen werden!

Grünkohlsuppe mit Buchweizen

für 2 Personen

Zutaten:
1 l Gemüsebrühe (s. S. 77) oder Wasser
100 g Buchweizen
20 g Alsan-S-Margarine
150 g Grünkohl
50 g Zwiebel
Steinsalz, Pfeffer aus der Mühle
1 EL frischgehackter Thymian

Zubereitung:
Grünkohl putzen, waschen und kleinschneiden Zwiebel auch kleinschneiden. Erst die Zwiebel, dann den Kohl in einem großen Topf mit Margarine anbraten. Buchweizen zugeben, kurz mitbraten und mit Wasser oder Gemüsebrühe aufgießen. Salzen und bei mäßiger Hitze ca. 40 Min. weichkochen lassen. Mit Thymian und Pfeffer abschmecken. Anrichten und mit Schafsjoghurt garnieren.

Blumenkohlsuppe

für 2 Personen

Zutaten:
300 g Blumenkohl (Karfiol), geputzt
1 l Gemüsebrühe (s. S. 77) oder Wasser
20 g Alsan-S-Margarine
1 Knoblauchzehe
50 g Zwiebeln
Steinsalz, Muskatnuß
1 EL geh. Petersilie
evtl. 2 EL Weißwein oder
1 TL Zitronensaft
4 EL Schafs- oder Sojamilch

Zubereitung:
Kleingeschnittene Zwiebel und zerdrückten Knoblauch in einer Kasserolle mit Margarine anschwitzen. Blumenkohlröschen dazugeben und mit Gemüsebrühe oder Wasser auffüllen. Salzen und zugedeckt etwa 20 Minuten weichkochen. Mit dem Stabmixer pürieren, mit (Weißwein und) Schafsmilch vermengen. Mit Salz und Muskat nachwürzen.

Gurkensuppe

mit Dill

für 2 Personen

Zutaten:
50 g Zwiebeln oder Schalotten
20 g Alsan-Margarine
150 g geschälte und entkernte Gurken
50 g Kartoffeln, geschält
3/4 l Wasser oder Gemüsebrühe
(s. S. 77)
1 Bd. Dill, feingeschnitten
Steinsalz, Muskatnuß
1/8 l Schafsmilch

Zubereitung:
Salatgurken und Kartoffeln kleinschneiden. Feingeschnittene Zwiebel in einem Kochtopf mit Margarine anschwitzen. Gurken und Kartoffeln zugeben, salzen, mit Gemüsebrühe auffüllen und weichkochen lassen. Im Mixglas mit Schafsmilch und frischem Dill pürieren, mit Salz und Muskat nachwürzen.

Hirseschnitzel mit Bohnengulasch

für 2 Personen

Zutaten:

1 Tasse Goldkernhirse
2 – 3 Tassen Wasser
20 g Alsan-S-Margarine
50 g Lauch
1 TL frische Thymianblätter
Steinsalz
80 g zerkleinerter Schafskäse
evtl. 2 – 3 EL Schafsjoghurt

Bohnengulasch:
je 100 g gekochte weiße und grüne Bohnen
2 EL Tomatenmark
20 g Alsan-S-Margarine
50 g Zwiebel
2 Zehen Knoblauch
1 TL frisches Bohnenkraut
Steinsalz
Pfeffer aus der Mühle
1/4 l Basensauce mit Tomaten
(Rezept siehe Seite 144)

Zubereitung:

Den feingeschnittenen Lauch in einer Kasserolle mit Margarine anschwitzen. Hirse zugeben und mit Wasser aufgießen. Salzen, einmal aufkochen und zugedeckt ca. 20 Minuten ausdünsten lassen, bis die Hirse schön aufgebrochen und weich ist.

In eine Schüssel geben und mit Käse, Thymian und Joghurt abschmecken. Mit einem Eisportionierer auf Teller anrichten und mit einer Palette wie Schnitzel flachdrücken.

Für das Bohnengulasch kleingeschnittene Zwiebel und zerdrückten Knoblauch in einer Kasserolle mit Margarine anschwitzen. Tomatenmark und die Basensauce dazumischen. Die heißen Bohnen zugeben und mit Salz, Pfeffer und Bohnenkraut abschmecken.

Gefüllte Paprika mit Hirse und Tomaten-Basensauce

für 2 Personen

Zutaten:
2 mittelgroße Paprikaschoten
1 Tasse Goldkernhirse
2 – 3 Tassen Wasser
20 g Alsan-Margarine
30 g Zwiebel, kleingeschnitten
1 EL frische Thymianblätter, gehackt
Steinsalz, Pfeffer aus der Mühle
1 Eigelb (oder 3 EL Basensauce)
50 g fein zerkleinerter Schafskäse oder
Ziegenkäse

Tomatensauce:
4 Tomaten
100 g Tomatenmark
100 g Kartoffeln
50 g Zwiebel
1 Bund Basilikum, frisch (oder 1 EL in
Öl eingelegt)
20 g Alsan-Margarine
Vollsalz, Pfeffer aus der Mühle
1/4 l Wasser oder Gemüsebrühe
(s. S. 77)
2 Zehen Knoblauch
1/16 l Schafs- oder Sojamilch

Zubereitung:
Hirse waschen und abtropfen lassen.
Zwiebel in einem Kochtopf mit Margarine anschwitzen, Hirse zugeben, umrühren, salzen und mit Wasser auffüllen.
Zugedeckt ca. 20 Min. weichdünsten lassen. Die Hirse muß aufbrechen und
weich sein. In eine Schüssel geben, mit
Käse (Eigelb) und Thymian mischen,
mit Salz und Pfeffer gut würzen. Die
Masse muß kompakt sein.
Die Hirsemasse in die Paprikaschoten
füllen und diese im Dampf (Kocheinsatz) ca. 10 – 15 Minuten weichdämpfen.
Mit Tomatensauce servieren und mit frischem Basilikum garnieren.
Für die Tomatensauce die Tomaten enthäuten und kleinschneiden. Kartoffeln
schälen und in Würfel schneiden. Kleingeschnittene Zwiebel in einem Kochtopf
mit Margarine anschwitzen. Kartoffeln,
Tomaten und Tomatenmark zugeben, mit
Wasser auffüllen, mit Salz und Pfeffer
würzen und weichkochen. Im Mixglas
(oder mit dem Pürierstab) mit Basilikum,
Schafsmilch und zerdrücktem Knoblauch
pürieren und gut abschmecken.
Sollte die Sauce zu dick sein, gibt man
etwas Gemüsebrühe dazu, ist sie zu
dünn, mixt man eine gekochte Kartoffel
und dickt die Sauce ein.

Buchweizenfrikadellen gratiniert, mit Paprikagemüse und Champignons

für 2 Personen

Zutaten:
150 g Buchweizen
300 g Wasser
20 g Alsan-Margarine
50 g Schalotten
Vollsalz
1 Bund Majoranblätter
30 g Schafsquark
30 g Schafsjoghurt
2 Scheiben Schafskäse zum Gratinieren

Paprikagemüse:
1 EL Olivenöl
150 g Paprikaschoten (grün, rot, gelb)
30 g Zwiebel oder Lauch
100 g Champignons
1/8 l Basensauce (Rezept s. S. 123)
Steinsalz, Pfeffer aus der Mühle

Zubereitung:
Schalotten kleinschneiden und in einer Kasserolle anschwitzen. Buchweizen zugeben, kurz mitrösten und mit Wasser auffüllen. Zugedeckt bei schwacher Hitze ausdünsten lassen, bis der Buchweizen schön aufgebrochen und weich ist. Dann mit Quark, Joghurt und kleingeschnittenen Majoranblättern vermischen und gut abschmecken. Frikadellen formen, auf ein gefettetes Backblech legen und im Ofen heißmachen oder in der Pfanne kurz braten. Mit Schafskäse belegen und kurz gratinieren.

Für das Paprikagemüse die Paprikaschoten in das heiße Backrohr schieben bis sich die Haut gut abziehen läßt. Die Zwiebel oder den Lauch in Ringe schneiden, Paprikaschoten in Streifen schneiden und Champignons vierteln.

Öl in eine Pfanne geben und zuerst die Zwiebel und die Champignons darin anbraten. Paprikastreifen zugeben, wieder kurz anbraten, Hitze reduzieren und weichdünsten. Zuletzt mit Salz und Pfeffer würzen und mit der Basensauce vermischen. Eventuell mit etwas Joghurt und frischen Gartenkräutern garnieren.

Buchweizenpfannkuchen gefüllt

mit Wurzelgemüse, Frischkräutern und Pilzen

für 2 Personen

Zutaten:

Für den Teig:
50 g Buchweizenmehl, frisch gemahlen
1/8 l Soja- oder Schafsmilch
1 ganzes Ei und 1 Eigelb
(oder 1 EL Sojamehl)
Steinsalz
1 EL Öl

Füllung:
100 g Steinpilze oder Pfifferlinge
50 g Karotten
50 g Zucchini
50 g Zwiebel
2 Knoblauchzehen
Steinsalz, Muskatnuß
20 g Alsan-S-Margarine
3 EL Gemüsebrühe
Pfeffer

2 EL Oreganoblätter, frisch
30 g frisch zerkleinerter Schafskäse

Zubereitung:
Alle Zutaten zu einem glatten Teig verrühren und im Kühlschrank eine Stunde
quellen lassen. In einer beschichteten
Gußpfanne goldgelbe Pfannkuchen bak-
ken. Für die Füllung Karotten kleinschneiden und weichdämpfen.
Feingeschnittene Zwiebel und Pilze in
Margarine anschwitzen. Zucchinistreifen, Karotten und Gemüsebrühe zugeben, kurz mitdünsten und mit zerdrücktem Knoblauch, Salz, Oregano und Pfeffer abschmecken.
In die Buchweizenpfannkuchen füllen
und mit Schafskäse bestreuen.

Buchweizenpfanne

mit Brokkoli, Ei und Ziegenkäse

für 2 Personen

Zutaten:
50 g Buchweizen, gekocht
4 Eier (oder 8 Wachteleier)
100 g Brokkoliröschen, gedämpft
(oder Spinat)
50 g Ziegenkäse (oder Schafskäse)
Steinsalz, Pfeffer aus der Mühle
20 g Alsan-S-Margarine
2 EL Schafsmilch, 1/2 TL frische
Thymianblätter

Zubereitung:
Eier aufschlagen und mit Salz, Pfeffer
und Schafsmilch verrühren. Margarine
in eine mittlere Pfanne geben, Buchweizen und Brokkoli kurz anschwitzen,
dann mit Eiermilch übergießen. Bei wenig Hitze stocken lassen. Zuletzt den
zerkleinerter Käse und frischen Thymian
drüberstreuen.
Eventuell gedämpftes Karottengemüse,
Petersilienwurzeln oder gelbe Rüben
dazu servieren.

Gefüllte Kohlblätter mit Buchweizen, Auberginenragout und Basilikum

für 2 Personen

Zutaten:

1 Tasse Buchweizen (150 g)
50 g Jungzwiebel
2 – 3 Tassen Gemüsebrühe (s. S. 77)
50 g zerkleinerten Schafskäse
20 g Alsan-S-Margarine
1 EL frisches Oregano, kleingeschnitten
4 Kohlblätter oder Mangold-Spinat

Auberginenragout:
1 mittelgroße Aubergine
50 g Jungzwiebel
100 g Tomaten
1 EL Tomatenmark
2 Zehen Knoblauch
1 EL Olivenöl
1 Bund frisches Basilikum
Steinsalz, Pfeffer aus der Mühle
je 1/8 l Gemüsebrühe und Basilikum-Basensauce (s. S. 123)

Zubereitung:

Feingeschnittene Zwiebel in Margarine anschwitzen, Buchweizen zugeben, kurz rösten, mit Gemüsebrühe aufgießen und ca. 20 Min. zugedeckt ausdünsten lassen. Den zerkleinerten Schafskäse unterheben und mit Salz und Oregano abschmecken. Evtl. die Masse mit 1 EL Schafsjoghurt oder Basensauce cremig rühren.

Die Kohlblätter kurz überbrühen und evtl. leicht klopfen. Die Fülle hineingeben und 4 Rouladen formen. Im Dampf warmhalten.

Für das Auberginenragout die Aubergine schälen und in kleine Würfel schneiden. Tomaten enthäuten und in Würfel schneiden. Feingeschnittene Zwiebel in Olivenöl anbräunen, Aubergine kurz mitbraten, Tomatenmark dazugeben, mit 1/8 l Gemüsebrühe auffüllen und einkochen lassen. Dann die Tomatenwürfel, Knoblauch und geschnittenes Basilikum zugeben, mit der Basensauce auffüllen und kurz reduzieren lassen, bis das Ragout dicklich ist. Mit Salz und Pfeffer abschmecken.

Rouladen anrichten, evtl. mit etwas Schafskäse oder Joghurt garnieren und das Auberginenragout dazureichen.

Kartoffelbrei mit Gemüse, Kraut und Putenwürstchen

für 2 Personen

Zutaten:

2 – 3 mehlige Kartoffeln
1/4 l Schafs- oder Sojamilch
Steinsalz, Muskat
100 g Kraut oder Kohl
1 kleine Karotte und Zucchini
20 g Alsan-S-Margarine
50 g Puten-Würstchen
etwas Gemüsebrühe

Zubereitung:

Kartoffeln mit der Schale im Kocheinsatz weichdämpfen, pellen und durchdrücken. Mit soviel Milch vermischen, daß ein nicht zu dicker Kartoffelbrei entsteht. Mit Salz und Muskat abschmecken.
Das feingeschnittene Kraut und das dünnblättrig geschnittene Gemüse mit Gemüsebrühe weichdünsten. Zuletzt die Zucchinischeiben in einer Extrapfanne anbraten, mit in Scheiben geschnittener Putenwurst mischen und dazugeben.

Gefüllte Ofenkartoffeln mit Paprikagjuwetsch

für 2 Personen

Zutaten:

4 mittelgroße mehlige Kartoffeln mit Schale
2 EL Schafsjoghurt
Alu-Folie

Paprikagjuwetsch:
je 1 grüne und rote Paprikaschote
1/2 Zwiebel
2 Knoblauchzehen
20 g Alsan-Margarine
1 EL Tomatenmark
Steinsalz, Pfeffer aus der Mühle
1 Bund feingeschnittenes Basilikum
4 EL Sojasprossen

Zubereitung:

Die gut gewaschenen Kartoffeln in Folie wickeln und auf einem Gitter oder Salzunterlage im heißen Backofen garen.
In Streifen geschnittene Zwiebel und Paprika in einer großen Pfanne mit Margarine anbraten, Tomatenmark und zerdrückten Knoblauch dazugeben und mit Salz und Pfeffer abschmecken. Mit 1/8 l Gemüsebrühe aufgießen und einkochen lassen.
Die Kartoffeln einschneiden, aufbrechen (evtl. Folie entfernen) und mit dem Gjuwetsch füllen. Die Sojasprossen darübergeben.

Kartoffelrösti

mit Brokkoligemüse und Knoblauchdip

für 2 Personen

Zutaten:

500 g mehlige Kartoffeln, geschält
1 Eigelb (kann man auch weglassen)
Steinsalz, frischgeriebene Muskatnuß
1 EL feingeschnittene Majoranblätter
1 EL Olivenöl
2 kleinere Rosen Brokkoli
ca. 1/8 l Majoran-Basensauce
(siehe Rezept Seite 123)
1 Schafsjoghurt
2 Zehen Knoblauch
Steinsalz
Zitronensaft
1 TL frische Majoranblätter

Zubereitung:

Die Kartoffeln schälen und sehr fein in eine Schüssel reiben. Die Masse leicht ausdrücken und mit Salz, Muskat (Eigelb) und Majoran abschmecken. In einer beschichteten Pfanne mit Olivenöl kleine, dünne Rösti braten (beidseitig). Brokkoli im Salzwasser kochen und mit der Basensauce anrichten.
Schafsjoghurt mit gepreßtem Knoblauch, Salz, Zitrone und Majoran verrühren und zu den Kartoffelrösti mit Gemüse servieren.

Vollwertreis mit Champignon-Gemüseragout

für 2 Personen

Zutaten:

1 Tasse (150 g) Vollwertreis
2 Tassen Gemüsebrühe (s. S. 77)
oder Wasser
30 g feingehackte Zwiebel oder Lauch
Steinsalz
10 g Alsan-S-Margarine
1 TL frisch gehackter Salbei

Champignon-Gemüseragout:
20 g Alsan-Margarine
2 Knoblauchzehen
100 g Champignons
150 g Gemüse wie gelbe Rüben oder Karotten, Mangold-Spinat, Zucchini oder Auberginen, geputzt und gefällig geschnitten
1/8 l Kräuter-Basensauce (Rezept siehe Seite 123).
Steinsalz, Pfeffer aus der Mühle

Zubereitung:

Zwiebel in einer Kasserolle mit Alsan und Salbei anschwitzen, Reis dazugeben, kurz anschwitzen und mit Gemüsebrühe aufgießen. Einmal aufkochen und bei Stufe 1 zugedeckt (etwa 30 Minuten) ausdünsten lassen. Zuletzt salzen und mit einer Fleischgabel auflockern. Evtl. mit 4 EL Basensauce vermischen.

Für das Gemüseragout:
Das Gemüse der Reihe nach im Dampf nicht zu weich garen. Die Champignons vierteln und in einer Pfanne mit Alsan anbraten. Das Gemüse mit den Champignons vermischen, Knoblauch pressen und dazugeben, salzen, pfeffern und mit Basensauce binden.
Den Reis mit einem Eisportionierer nett anrichten und mit dem Gemüseragout zu Tisch bringen.

Vollwertreis-Nockerln mit Gemüse-Ratatouille

und Knoblauchsauce

für 2 Personen

Zutaten:

1 Tasse Vollwertreis
20 g Alsan-S-Margarine
50 g Lauch
2 – 3 Tassen Wasser
1/8 l Basensauce (s. S. 123)
1 TL frische Oreganoblätter
Steinsalz, Pfeffer aus der Mühle
50 g zerkleinerter Schafskäse

Gemüse-Ratatouille:
300 g gemischtes Gemüse wie Karotten,
gelbe Rüben, Zucchini, Auberginen,
Mangold-Spinat, Salz, Pfeffer

Zubereitung:
Den feingeschnittenen Lauch in einer
Kasserolle mit Margarine anschwitzen.
Reis zugeben und mit Wasser auffüllen.
Einmal aufkochen lassen, Kochplatte zurückschalten. Den Reis zugedeckt ausdünsten lassen.
Mit einer Gabel auflockern, mit Basensauce, Oregano, Salz, Käse und Pfeffer
würzen. Mit einem ovalen Eisportionierer Nockerln formen und anrichten.
Das Gemüse rautenförmig schneiden, der
Reihe nach mit wenig Mineralwasser
dünsten und vermischen. Zu den Reis-
nockerln servieren. Würzen mit Salz und
Pfeffer.
Für die Knoblauchsauce siehe Grundrezept Basensauce Seite 123. Dazu gibt
man 2 gepreßte Knoblauchzehen.

Mildes Sauerkraut

mit Sojasprossen und Bratkartoffeln

für 2 Personen

Zutaten:

250 g mildes Sauerkraut
Kümmel
Steinsalz
Lorbeerblatt, Pfefferkörner
20 g Alsan-Margarine
1/2 l Gemüsebrühe (s. S. 77)
300 g geschälte Kartoffeln
1 EL Olivenöl
Sojasprossen, gekeimt

Zubereitung:
Das Sauerkraut mit der Gemüsebrühe
aufsetzen, Gewürze dazugeben und
weichkochen lassen. Zuletzt abschmek-
ken und mit Margarine verfeinern.
Die Kartoffeln der Länge nach halbieren
und in einer großen Pfanne mit Olivenöl
rundum langsam anbräunen und im Ofen
backen. Die Sojasprossen in der gleichen
Pfanne kurz heißmachen und dazu servieren.

Geschnetzeltes Rind- oder Lammfleisch mit Gemüsepüree

für 2 Personen

Zutaten:
200 g zartes Rind- oder Lammfleisch
(Rücken)
2 EL Olivenöl
Steinsalz, Pfeffer aus der Mühle
je 50 g Zwiebel, Paprikaschoten und
Champignons
1/8 l Basensauce (s. S. 123)
1 kleiner Bund Thymian

Gemüsepüree:
je 100 g Sellerieknolle und Karotte
50 g Kartoffeln
20 g Alsan-S-Margarine
Vollsalz, Muskatnuß
etwas Schafs- oder Sojamilch

Zubereitung:
Fleisch in feine Scheibchen schneiden
und in einer großen Pfanne in Olivenöl
beidseitig kurz anbraten. Fleisch aus der
Pfanne nehmen und warmhalten.

Paprika und Zwiebel in Streifen schneiden, Champignons vierteln und in der
gleichen Pfanne anbraten. Würzen, mit
Basensauce auffüllen und kurz einkochen lassen. Frische Kräuter und das
warmgehaltene Fleisch dazumischen
und abschmecken.
Für das Gemüsepüree das Gemüse und
die Kartoffel schälen, kleinschneiden
und im Kocheinsatz dämpfen. Entweder
durchdrücken oder pürieren. Eventuell
etwas Milch und die zerlassene Margarine dazugeben und das Püree mit Salz,
Muskat und Pfeffer gut abschmecken.

Tip: Jedes Kartoffel- oder Gemüsepüree kann mit einem Eisportionierer gut angerichtet werden.

Gemüseeintopf

mit Lammfleisch

für 2 Personen

Zutaten:

200 g Lammschulter oder sonstiges
Lammfleisch
Je 50 g Zwiebel, Karotten, Sellerie,
Petersilienwurzel
100 g Zucchini oder Grünkohl
Steinsalz, Pfeffer aus der Mühle
2 EL Olivenöl
4 EL Basensauce (Rezept Seite 123)
1 kleiner Bund frischer Thymian
(5 Zehen Knoblauch)
1/2 l Gemüsebrühe (Rezept Seite 77)
300 g geschälte Kartoffeln

Zubereitung:

Das Lammfleisch in Würfel schneiden.
Zwiebel fein schneiden, Thymian hak-
ken, Knoblauch zerdrücken. Das ge-
putzte Gemüse der Länge nach halbieren
oder vierteln. Grünkohl in große Würfel
schneiden.

Die Zwiebeln in einer großen Stielkasse-
rolle mit Olivenöl anbraten, das Lammfleisch dazugeben, mit Salz, Pfeffer,
Knoblauch und Thymian würzen, kurz
mitbraten und mit Gemüsebrühe aufgießen. Solange (evtl. unter Zugabe weiterer Flüssigkeit) dünsten lassen, bis das
Fleisch nahezu weich ist. Dann den Kohl
und das Wurzelgemüse zugeben, den
Topf zudecken und warten, bis auch das
Gemüse weich ist. Die Flüssigkeit muß
nahezu vollständig verdunstet sein. Den
Eintopf mit der Basensauce vermischen,
abschmecken und im Suppenteller servieren.

Die Kartoffeln in der Zwischenzeit im
Dampftopf garen und dazugeben.

Erweiterungen der Anti-Pilz-Diät Stufe 4

Außer den Anti-Pilz-Gerichten der Stufen 1–3 gibt es hier weitere Auswahlmöglichkeiten:

Zum Frühstück:
Reisbrei mit Apfel und Banane
Buchweizenbrei mit Apfel
Buchweizenbrei mit Zimt
Buchweizenbrei mit Sojamilch
Hirsebrei mit Apfel
Gofio-Maisbrei mit Apfel und Karotte

Nach ärztlicher Verordnung:
Müsli mit Apfel und Hirseflocken
Buchweizenmüsli mit Apfel
Frühstücksmüsli
Apfelmüsli mit Hirseflocken

Als gelegentlicher Nachtisch:
Apfelcreme mit Schafsjoghurt
Hirsebrei mit Apfel
Hirsecreme mit gedämpftem Apfel
Hiseroulade mit Apfelaufstrich
Quarkauflauf
Apfelcreme mit Zimt

Mittagessen:
Anti-Pilz-Gerichte

Zur gelegentlichen Erweiterung:
Sauerkraut-Rettichsalat
Salatsauce-Dressing
Zitronen-Zimtmilch
Kalte Gurkensuppe mit Knoblauch
Kalte Lauchsuppe
Kohl- oder Sauerkrautsugo
Kohlsuppe

Rezepte für die Anti-Pilz-Diät Stufe 4

Reisbrei mit Apfel und Banane

für 2 Personen

Zutaten:
Ca. 4 EL Vollwertreis
je 1/4 l Wasser und Schafsmilch
(oder Sojamilch)
je 1 Apfel und eine Banane

Zubereitung:
Reis in der Flüssigkeit langsam weichkochen. Das dauert je nach Reissorte ca. 20 – 30 Minuten. Man kann den Reis auch in der Getreidemühle schroten.
Den Brei kurz abkühlen lassen, dann mit geriebenem Apfel und zerdrückter Banane abschmecken.

Buchweizenbrei mit Apfel

für 2 Personen

Zutaten:
3 EL Buchweizenmehl
1/4 l Wasser
1/4 l Schafs- oder Sojamilch
etwas Steinsalz
1 Apfel (säuerlich)

Zubereitung:
Das Buchweizenmehl mit kaltem Wasser und Milch verrühren und zum Kochen bringen. Gut 5 Minuten unter mehrmaligem Rühren (mit dem Schneebesen) kochen lassen.
Den fein geraspelten Apfel zum Schluß untermischen und servieren.

Buchweizenbrei mit Zimt

für 2 Personen

Zutaten:
Ca. 4 EL Buchweizen (80 g)
1/4 l Wasser
1/4 l Schafs- oder Sojamilch
etwas gemahlenen Zimt

Zubereitung:
Den Buchweizen in einer großen, trockenen Pfanne unter Rühren anrösten, etwas abkühlen lassen und in der Getreidemühle zu feinem Mehl vermahlen.
Das Buchweizenmehl mit kaltem Wasser verrühren und ca. 3 Minuten kochen lassen, dann die Milch dazugeben und weitere 3 Minuten kochen lassen. Wer den Brei etwas dicker will, kann etwas mehr Mehl nehmen. Anrichten und mit Zimt würzen.

Buchweizenbrei mit Sojamilch

für 2 Personen

Zutaten:
3 EL Buchweizen (70 g)
ca. 1/2 l Schafs- oder Sojamilch
(evtl. 1/2 Milch, 1/2 Wasser)
evtl. etwas Süßstoff (Canderel)

Zubereitung:
Den Buchweizen waschen und in der Flüssigkeit langsam weichkochen (ca. 20 Min.). Eventuell etwas Flüssigkeit nachgießen.

Hirsebrei mit Apfel

für 2 Personen

Zutaten:
4 EL Goldkernhirse
1/4 l Wasser
1/4 l Schafs- oder Sojamilch
etwas Zimt
1 säuerlicher Apfel

Zubereitung:
Die Hirse mit Wasser und Milch aufkochen lassen. Kochplatte zurückschalten und langsam weichkochen, bis die Hirse aufbricht. Der Brei sollte dicklich sein. Mit geraspeltem Apfel vermischen, anrichten und den Hirsebrei mit Zimt bestreuen.

Gofio-Maisbrei mit Apfel und Karotte

für 2 Personen

Zutaten:
3 EL Gofio-Mehl aus geröstetem Mais
ca. 1/2 l Wasser oder zur Hälfte Schafs- oder Sojamilch
etwas Steinsalz
1/2 Karotte
1/2 Apfel

Zubereitung:
Das Gofio-Mehl mit kaltem Wasser und evtl. Milch verrühren und zum Kochen bringen. Gut 5 Minuten unter mehrmaligem Rühren (mit dem Schneebesen) kochen lassen.
Dann ganz fein geraspelte Karotten und Apfel dazumischen und servieren.

Müsli mit Apfel und Hirseflocken

für 2 Personen

Zutaten:
4 EL Hirseflocken (50 g)
2 – 3 EL Schafs- oder Sojamilch
2 kleinere säuerliche Äpfel

Zubereitung:
Den Apfel fein raspeln und mit Hirseflocken und Milch vermischen.

Buchweizenmüsli mit Apfel

für 2 Personen

Zutaten:
2 mittelgroße säuerliche Äpfel
1 gehäufter EL geröstetes Buchweizenmehl
1 Glas Schafsjoghurt (100 g)
etwas Zimt
1 TL Zitronensaft

Zubereitung:
Den ganzen Buchweizen erst rösten, dann fein mahlen. Mehl mit Joghurt verrühren und die geraspelten Äpfel mit Zimt und Zitronensaft dazumischen. In Glasschalen anrichten.

Frühstücksmüsli

Für ein Müsli braucht man immer:
Getreide
Wasser oder Schafsjoghurt
Apfel oder Papaya
Zitronensaft
Sesamkörner

Den Dinkel am Vorabend fein schroten und mit dem Wasser zu einem dickflüssigen Brei verrühren. Über Nacht mit einem Tuch abdecken und kühlstellen. Am Morgen Apfel raspeln, die Papaya in Würfel schneiden und den Zitronensaft darüberträufeln. Die Früchte mit dem Dinkelbrei vermischen und sofort servieren.
Für 2 Personen genügt 1 EL geschrotetes oder feingemahlenes Getreide und ein mittelgroßer Apfel.

Apfelmüsli mit Hirseflocken

für 2 Personen

Zutaten:
2 mittelgroße säuerliche Äpfel
2 EL Hirseflocken
1 Glas Schafsjoghurt (100 g)
etwas Zimt
1 TL Zitronensaft
Zitronenmelisse

Zubereitung:
Die Äpfel in eine Schüssel reiben. Dazu eine Glas- oder Kunststoffreibe und keine Metallreibe verwenden (wegen der Oxidation). Die Äpfel mit Hirseflocken und Joghurt vermischen. Mit Zitronensaft und Zimt abschmecken. In zwei Glasschalen anrichten und mit Zitronenmelisse garnieren.

Apfelcreme mit Schafsjoghurt

für 2 Personen

Zutaten:
2 – 3 säuerliche Äpfel
etwas Zimt (Kardamom, Ingwer)
1 Schafsjoghurt (120 g)
10 g Alsan-S-Margarine

Als Garnierung:
2 Apfelspalten
etwas Zimt
Minzenblätter

Zubereitung:
Die Äpfel eventuell schälen, kleinschneiden und in einer Pfanne mit Margarine weichdämpfen. Im Mixer pürieren, erkalten lassen, in eine Schüssel geben und mit Zimt abschmecken. Das Schafsjoghurt vorsichtig unterheben, in Glasschalen anrichten und mit Minzenblätter garnieren.

Tip:
Eventuell mit Canderel-Süßstoff süßen!

Hirsebrei mit Apfel

für 2 Personen

Zutaten:
3 EL Goldkernhirse (70 g)
ca. 1/2 l Wasser
Soja- oder Schafsmilch (je zur Hälfte)
evtl. etwas Süßstoff (Canderel)
2 mittelgroße säuerliche Äpfel
etwas Zimt

Zubereitung:
Die Hirse waschen und in der Flüssigkeit langsam weichkochen (ca. 20 Min.). Die Äpfel fein raspeln, untermischen und mit Zimt abschmecken.

Hirsecreme mit gedämpftem Apfel

für 2 Personen

Zutaten:
3 EL Hirse, fein gemahlen
ca. 1/4 l Wasser und 1/4 l Schafsmilch
oder Sojamilch
2 mittelgroße Bratäpfel püriert
Zimtpulver, Nelke

Zubereitung:
Hirsemehl mit kaltem Wasser anrühren und ca. 3 Minuten kochen lassen. Milch zugeben und unter gelegentlichem Rühren weitere 3 Minuten kochen lassen. Die Äpfel im Mixer pürieren und das Mus zum Brei mischen. Mit Zimt und Nelkenpulver abschmecken.

Hirseroulade mit Apfelaufstrich

für eine Roulade (ca. 8 – 10 Stück)

Zutaten:
Ca. 60 g feingemahlenes Vollwertgetreide (Dinkel, Mais, Hirse, Quinoa . . .)
3 Eier (oder 6 Wachteleier)
etwas Canderel-Süßstoff
etwas Steinsalz
echtes Vanillepulver

Apfelaufstrich:
2 größere säuerliche Äpfel
10 g Alsan-S-Margarine
etwas Canderel-Süßstoff

Zubereitung:
Für den Aufstrich die Äpfel schälen (Schalen für Apfelschalentee verwenden), entkernen und kleinschneiden. Apfelwürfel in einem Kochtopf mit Margarine anschwitzen und bei mäßiger Hitze (ohne Flüssigkeitszufuhr) zugedeckt weichdünsten lassen. Mit einem Pürierstab mixen und evtl. mit etwas Canderel süßen. Erkalten lassen.

Für die Roulade Eier trennen. Eiweiß mit etwas Salz steifschlagen, Eigelb evtl. mit Canderel-Süßstoff gut verrühren. Eiweiß, Vanille und das feine Hirsemehl mit einem Schneebesen unterheben (die Masse muß dabei kompakt bleiben). Die Masse auf ein gefettetes Backpapier ca. 1 cm dick aufstreichen und bei 180 Grad ca. 7 – 8 Minuten backen. Dann auf ein zweites bemehltes Papier stürzen. Das erste Papier abziehen und mit dem zweiten Papier einrollen. Etwas abkühlen lassen, dann mit Apfelaufstrich füllen und wieder einrollen.

Quarkauflauf

für 2 Personen

Zutaten:
250 g Schafsquark
2 Eier (oder 4 Wachteleier)
2 EL Schafsjoghurt
3 EL Dinkelvollmehl
40 g Alsan-S-Margarine
etwas Canderel-Süßstoff
1 Msp. Zimt
etwas Zitronenschale

Zubereitung:
Den Backofen auf 200°C vorheizen. Eier in Eigelb und -klar trennen. Quark mit Eigelb, Joghurt, Mehl, Zimt, Zitrone und Süßstoff rasch verrühren. Eiklar steifschlagen und behutsam untermengen. Margarine in einer Pfanne zerlassen, die Quarkmasse einfüllen, ins vorgeheizte Backrohr schieben und ca. 15 Minuten backen.
Dazu paßt Apfelmus.

Apfelcreme mit Zimt

für 2 Personen

Zutaten:
2 mittelgroße Äpfel (säuerlich)
10 g Alsan-S-Margarine
1 TL Zimtpulver

Zubereitung:
Die Äpfel schälen, entkernen, in kleine Stücke schneiden und in einer Kasserolle mit Margarine anschwitzen. Bei wenig Hitze ausdünsten lassen und im Mixer pürieren.
Zimt untermischen und in Schälchen anrichten.

Besondere Anti-Pilz-Gerichte, die hohe Verdauungsleistung erfordern

Sauerkraut-Rettichsalat

Zutaten:
100 g Weinsauerkraut
1 kleiner weißer Rettich
1 kleiner Bund Schnittlauch
Meersalz und 2 EL Schafsjoghurt

Zubereitung:
Sauerkraut kleinschneiden, Rettich fein reiben und mit allen anderen Zutaten vermischen.

Salatsauce-Dressing

Zutaten:
1/8 l Schafsjoghurt
2 zerdrückte Knoblauchzehen
1 kleine Jungzwiebel, feingeschnitten
1 TL frischer, fein geriebener Meerrettich
Meersalz
1 TL Zitronensaft

Zubereitung:
Alle Zutaten miteinander vermischen und das Dressing im Kühlschrank aufbewahren. Kann mit etwas zerdrücktem Schafsquark eingedickt werden.

Zitronen-Zimtmilch

Zutaten:
1 Glas Schafsmilch
Saft von 1/2 gepreßten Zitrone
1 Messerspitze Zimt

Zubereitung:
Alles miteinander vermischen und kurz stehenlassen, dann mit einem Teelöffel einnehmen.

Kalte Gurkensuppe mit Knoblauch

Zutaten:
1/2 Salatgurke
4 Zehen Knoblauch
5/8 l Schafsjoghurt
1 EL frisch gehacktes Dillkraut
1 Messerspitze Kümmel, gemahlen
Pfeffer, Meersalz

Zubereitung:
Gurke schälen, entkernen, in Stücke schneiden und im Mixer mit allen anderen Zutaten pürieren. Im Kühlschrank durchkühlen und mit Dinkelfladen (Rezept siehe Seite 134) servieren.

Kalte Lauchsuppe

Zutaten:
200 g Kartoffeln
100 g Lauch oder Jungzwiebel
1/8 l Schafsmilch
20 g Butter oder Alsan-S-Margarine
1/2 l Gemüsebrühe oder Wasser
1 TL Zitronensaft
Meersalz, Pfeffer aus der Mühle
2 EL Schafsjoghurt

Zubereitung: Lauch und Kartoffeln kleinschneiden und in einem Topf mit Butter anschwitzen. Mit Gemüsebrühe auffüllen, salzen, pfeffern und weichkochen lassen.
Schafsmilch und Zitronensaft zugeben und mit dem Stabmixer pürieren. Abschmecken, erkalten lassen und mit Joghurt servieren.

Kohl- oder Sauerkrautsugo

Zutaten:
200 g mildes Sauerkraut oder frischer Kohl, geschnitten
1 kleine Zwiebel
2 Zehen Knoblauch
20 g Alsan-S-Margarine
oder evtl. Butter
1/8 l Schafsmilch
2 EL Schafsjoghurt
Meersalz, Pfeffer, Muskatnuß

Zubereitung:
Kleingeschnittene Zwiebel mit zerdrücktem Knoblauch in einer großen Pfanne mit Margarine oder evtl. Butter anschwitzen, mit Schafsmilch auffüllen und solange einkochen lassen, bis das Kohlgemüse sämig dicklich ist. Mit Salz, Pfeffer und Muskatnuß abschmecken.

Tip: Paßt zu Vollwertnudeln oder Kartoffeln. Kann auch mit einigen Tomatenwürfeln gemischt werden!

Kohlsuppe

Zutaten:
200 g Frischkohl (oder Kraut)
3 Knoblauchzehen
1 kleine Zwiebel
3/8 l Schafsmilch
1 l Gemüsebrühe (s. S. 77)
20 g Alsan-S-Margarine
oder evtl. Butter
Meersalz, Pfeffer aus der Mühle
2 EL Schafsjoghurt

Zubereitung:
Kleingeschnittene Zwiebel und zerdrückte Knoblauchzehen in einem Kochtopf mit Margarine oder evtl. Butter anschwitzen. Grob geschnittenen Kohl dazugeben und mit Gemüsebrühe auffüllen. Salzen und solange kochen lassen, bis der Kohl weich ist. Schafsmilch dazugeben, abschmecken und mit etwas Schafsjoghurt servieren.

Tip: In dieser Suppe kann man zusätzlich noch 1/2 Tasse Buchweizen oder Hirse mitkochen lassen.

Literatur

Abele, J.: Die Eigenharnbehandlung. Karl F. Haug Verlag, Heidelberg 1995.

Burgerstein, L.: Heilwirkung von Nährstoffen. Karl F. Haug Verlag, Heidelberg 1991.

Coca, A.: Der Puls-Test. Hyperion Verlag 1985.

Gerz, W.: Biologische Präparate für Diagnose und Therapie in der naturheilkundlichen Praxis. AKSE-Verlag, 1995.

Gerz, W.: Lehrbuch der Applied Kinesiology. AKSE-Verlag, 1996.

Gerz, W.: Das ist Applied Kinesiology. Gesundheits-Dialog.

Hauss, R.: Aktuelle mycologische Diagnostik im Labor Pathogenitätsmechanismen und Virulenzfaktor von Hefen. Vortrag Lanser Symp. 1995.

Heine, H.: Lehrbuch der biologischen Medizin. Hippokrates Verlag, 1991.

Kähler, D.: Phytotherapie bei Mycosen. Vortrag Lanser Symp. 1995.

Markus, H.: Ich fühle mich krank und weiß nicht warum. Ehrenwirth Verlag, 1994.

Mayr, P.: Leicht bekömmliche biologische Küche. Karl F. Haug Verlag, Heidelberg 1991.

Nolting, S.: Mycosen des Verdauungstraktes. Hamburg medi, 1995.

Pirlet, K.: Was versteht man unter Stoffwechselschlacken? EHK **38** (1989) 223. Zur Problematik der Vollwerternährung. EHK 5/92, 345. Karl F. Haug Verlag, Heidelberg.

Pischinger, A.: Das System der Grundregulation. Karl F. Haug Verlag, Heidelberg 1985.

Rauch, E.: Die Darm-Reinigung nach Dr. med. F.X. MAYR. Karl F. Haug Verlag, Heidelberg 1994.

Rauch, E.: Blut- und Säfte-Reinigung. Karl F. Haug Verlag, Heidelberg 1994.

Rauch, E.: Natur-Heilbehandlung der Erkältungs- u. Infektionskrankheiten. Karl F. Haug Verlag, Heidelberg 1995.

Rauch, E.: Die F.X. MAYR-Kur … und danach gesünder leben. Karl F. Haug Verlag, Heidelberg 1991.

Rauch/Mayr: Milde Ableitungs-Diät. Karl F. Haug Verlag, Heidelberg 1994.

Rauscher, W.: Tödliche Mykosen, Fidelitas.

Rieth, H.: Mycose, Antipilzdiät. notamed Verlag, 1994.

Weiss, H.: Kranker Darm – kranker Körper. Karl F. Haug Verlag, Heidelberg 1988.

Werbach, M. R.: Nutritional Influence of Illness. Keats Publishing Inc. 1987.

Worlitschek, M.: Praxis des Säure-Basen-Haushaltes. Karl F. Haug Verlag, Heidelberg 1993.

Rezeptregister

Anti-Pilz-Diät-Rezepte Stufe 3

Anti-Pilz-Diät-Rezepte Stufe 4

Besondere Anti-Pilz-Gerichte, die hohe Verdauungsleistung erfordern

Für weitere Informationen wenden Sie sich an:

Gesellschaft der MAYR-Ärzte, Gesundheitszentrum Golfhotel, A-9082 Maria Wörth-Dellach
IÄAK-Internationale Ärztegesellschaft für Applied Kinesiology, Ärztekammer für Kärnten, A-9020 Klagenfurt, St. Veiterstr. 34

Spezielle Arzneimittel:
Apotheke Maria Hilf, Mag. Piskernig, A-9100 Völkermerkt, Münzgasse 1
Centropa Pharma, Dr. Schlett OHG, D-80337 München, Waltherstr. 27
Vitamineral, D-58097 Hagen, Altenhagenerstr. 60

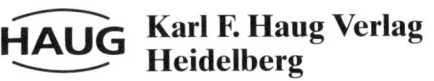